各地要落实和完善常态化疫情防控举措，继续坚持必要的人员管控和健康监测措施，指导企事业单位和各类公共场所落实防控要求，引导群众做好必要的个人防护。

——习近平总书记2020年4月29日在中共中央政治局常务委员会会议上的讲话

U0351842

新冠肺炎疫情常态化防控
实用手册

（重点场所版）

国 家 卫 生 健 康 委 员 会 疾 病 预 防 控 制 局　　指导

中国疾病预防控制中心环境与健康相关产品安全所　　编写

中国言实出版社

图书在版编目（CIP）数据

新冠肺炎疫情常态化防控实用手册：重点场所版 / 中国疾病预防控制中心环境与健康相关产品安全所编写 . -- 北京：中国言实出版社，2020.4

ISBN 978-7-5171-3455-8

Ⅰ.①新… Ⅱ.①中… Ⅲ.①日冕形病毒 - 病毒病 - 肺炎 - 预防（卫生） - 手册 Ⅳ.① R563.101-62

中国版本图书馆 CIP 数据核字（2020）第 065620 号

责任编辑 曹庆臻
　　　　　崔文婷
责任校对 王建玲
绘　　图 薄　璐

出版发行 **中国言实出版社**
　　地　　址：北京市朝阳区北苑路 180 号加利大厦 5 号楼 105 室
　　邮　　编：100101
　　编辑部：北京市海淀区北太平庄路甲 1 号
　　邮　　编：100088
　　电　　话：64924853（总编室）　64924716（发行部）
　　网　　址：www.zgyscbs.cn
　　E-mail：zgyscbs@263.net
经　　销 新华书店
印　　刷 北京温林源印刷有限公司
版　　次 2020 年 4 月第 1 版　　2020 年 4 月第 1 次印刷
规　　格 880 毫米 ×1230 毫米　1/32　　4 印张
字　　数 70 千字
定　　价 15.00 元　　ISBN 978-7-5171-3455-8

本书编写组

主　　编　姚孝元

副 主 编　程义斌　吕锡芳

编写成员　（按汉语拼音顺序）

　　　　　程义斌　段弘扬　房　军　顾　雯

　　　　　吕锡芳　钱　乐　王佳奇　徐春雨

　　　　　徐永俊　姚孝元

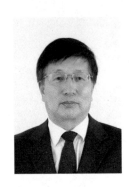

　　姚孝元，中国疾病预防控制中心环境与健康相关产品安全所副所长、研究员。国家环境与健康专家咨询委员会委员、国家卫生健康标委会环境健康标准专业委员会副主任委员兼秘书长、中华预防医学会消毒分会主任委员。

　　长期从事环境污染物对健康影响、气候变化对健康影响、环境与健康法规标准方面的研究。主持国家科技基础资源调查专项"我国区域人群气象敏感性疾病科学调查"项目研究；负责国家公共场所健康危害因素监测项目的技术支持；主持或主要参与《化妆品卫生规范》《公共场所卫生指标及限值要求》《公共场所集中空调通风系统卫生规范》等多项国家和行业标准、规范的制定或修订。获中华预防医学会科学技术奖一等奖1项，中国人民解放军总后勤部科技进步奖二等奖1项，中国人民解放军总后勤部卫生部科技进步奖三等奖1项，发明专利2项。

目　　录

四　商场（超市）/ 19

十四 水路客运 / 77

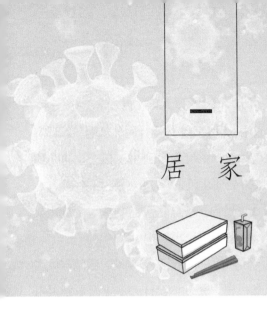

居家

1. 居家健康防护需要购买和储备哪些防疫用品?

居家健康防护需要储备体温计、口罩、84 消毒液、75% 酒精或免洗速干手消毒剂等防疫用品,消毒剂宜在阴凉处保存,避免儿童接触或误服。

2. 如何做好家庭成员的健康监测?

建议家庭成员每天做好体温测量,早晚各测量一次。以常见的水银体温计为例,平静状态下,腋下体温超过 37.3℃ 即为发热。低热:37.3 ~ 38.0℃;中热:38.1 ~ 39.0℃;高热:39.1 ~ 41.0℃;超高热:41.0℃以上。

3. 如何用水银体温计测量体温？

腋下体温测量方法：用手捏紧体温计的玻璃端，即远离水银柱的一端，先将体温计的度数甩到 35℃ 以下，再将体温计的水银端放在腋下最顶端后夹紧，10 分钟后取出读数。注意：测量前 20 ~ 30 分钟避免剧烈活动、进食、喝冷水或热水、冷敷或热敷，并保证腋下干燥。

正确读数方法：用手拿住体温计的玻璃端，眼睛与体温计保持同一水平，然后慢慢转动体温计，从正面看到很粗的水银柱时可读出相应的温度值。读数时注意不要用手触碰体温计的水银端，否则有可能会影响水银柱读数而造成测量不准。

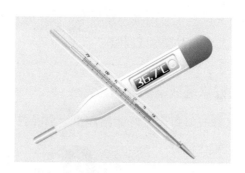

4. 发热可以自行服用退烧药吗？

疫情流行期间，出现发热，要及时到定点发热门诊就诊，不要盲目自行服药。发热也是许多其他疾病的常见症状，自行服用退烧药，有可能会掩盖真实病情，就诊时会给医生造成假象，影响医生对病情的正确判断，延误治疗。

5. 自己或家里人发热、咳嗽怎么办？

如所在社区没有疫情，出现发热和（或）呼吸道症状等情况，首先咨询社区医生，按照医生要求居家观察或就诊。如所在社区发生疫情，出现发热和（或）呼吸道症状等情况，应及时向社区居委会或医疗卫生机构报告，按照疫情防控要求配合做好诊治工作。

很多呼吸道疾病多会出现发热、干咳、乏力等症状，是否被新型冠状病毒感染，需要医生根据发病前的活动情况、是否接触过疑似或确诊病例、临床症状和实验室检测结果等信息来综合判断。

6. 亲戚朋友来串门怎么办？

疫情流行期间，倡导不串门、不聚众、不聚餐、不相互请吃，以减少病毒传播的风险。亲戚朋友之间，为了彼此的健康，等疫情过去了再串门，应该能理解。况且现在还有很多其他的问候、聊天、沟通的方式，比如微信、QQ和电话等。

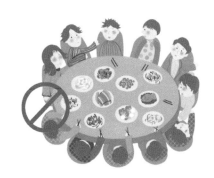

7. 为什么不能对着人咳嗽、打喷嚏?

避免与有发热、咳嗽症状者近距离接触是预防新冠肺炎传染的重要措施。新冠肺炎患者或无症状感染者咳嗽、打喷嚏或说话时,会产生呼吸道飞沫,可被他人吸入,造成感染。养成文明的行为习惯,咳嗽、打喷嚏时要避开他人,用纸巾遮掩口鼻(若无纸巾也可用肘袖遮挡),不在公共场所大声喧哗,这些既是预防疾病传播的需要,也是尊重他人,更是体现个人文明素养。

8. 居室如何保持清洁通风?

居室应每日清扫擦拭,保持环境清洁、卫生,垃圾分类收集并及时清运。加强室内通风换气,首选自然通风,每2~4小时开窗通风一次,每次20~30分钟,通风时注意保暖。如使用集中空调,应保证空调系统供风安全,保证充足的新风输入,关闭回风。所有排风直接排到室外。

9. 居室哪些物品需要清洁消毒?

居家成员共用物品,如门把手、开关、马桶盖、餐桌、遥控器等,做好清洁,必要时进行擦拭消毒。对共用餐具可以选择煮沸消毒,时间不少于15分钟。当家庭成员中出现可疑症状(如发热、干咳、乏力等),对其接触物品可用含有效氯250~500 mg/L的含氯消毒液进行擦拭,作用30分钟后,用清水擦拭干净。衣物、毛巾等织物可用含有效氯 250 ~ 500mg/L 的含氯消毒液浸泡后清洗。需要注意，含氯消毒液对有色织物有漂白效果。

10. 居家如何做好手卫生？

在打喷嚏、咳嗽或擤鼻涕之后，准备食物之前，吃饭之前，上厕所之后，接触宠物或者家禽之后，接触公共设施之后，外出回家后，处理垃圾之后等情况下，需要及时洗手。用流水洗手，宜配合使用洗手液（或肥皂），或洗手后用速干手消毒剂揉搓双手。

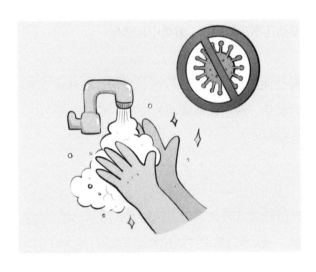

11. 哪些情况下应佩戴口罩？

居家活动，户外空旷场所，分散式劳作、无人员聚集、通风良好场所，可不佩戴口罩。

- 疫情流行期间，在中低风险地区，前往商场、超市、办公室、餐厅、会议室等，或乘坐厢式电梯、公共交通工具时，需佩戴一次性使用医用口罩或医用外科口罩。在高风险地区，进入人员密集或密闭公共场所需佩戴一次性使用医用口罩或医用外科口罩，必要时佩戴 KN95/N95 及以上级别颗粒物防护口罩

- 有疑似症状到医院就诊时，需佩戴医用外科口罩、不含呼气阀的颗粒物防护口罩；有呼吸道基础疾病患者需在专业人员指导下使用防护口罩

- 儿童可选用符合国家标准的儿童专用口罩，1 岁以下婴幼儿不宜戴口罩，避免引起窒息

需要注意的是，口罩脏污、变形、损坏或有异味时，应及时更换。健康人佩戴过的口罩，按照生活垃圾分类的要求处理即可。

12. 外出回到家需要做什么？

外出回家后首先采用正确的方式脱下口罩，并放到专门位置，一次性口罩需按照相关要求丢弃；外出所穿的外衣、鞋可以放在门口。然后选择洗手液或香皂流水洗手，或者使用手消毒剂。有小孩的家长，回家后立即更换衣服、鞋子，清洗手部和脸部后再接触小孩，尽量避免亲吻孩子。

13. 疫情期间居家如何安全饮食?

疫情期间,首先需要注意食物的安全和卫生,不接触、购买和食用野生动物,禽肉蛋要充分煮熟后食用。切割生食和熟食所用的刀具、案板要固定且分开使用。其次,要加强营养,科学饮食,注意均衡膳食。保证食物多样性,粗细搭配、荤素适当,多吃新鲜水果和蔬菜,补充充足的水分。不暴饮暴食,适量运动,保障睡眠,提高身体免疫力。

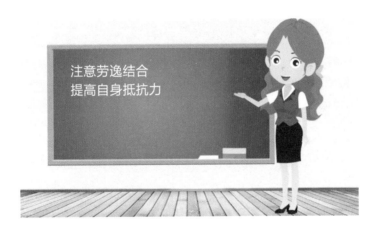

二

办公场所

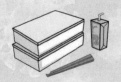

14. 复工前, 办公场所需准备哪些防护物资?

办公场所复工复产前需要准备的防护物资包括口罩、手持温度计、洗手液、速干手消毒剂、消毒剂和消毒喷壶等。准备的防护物资应来源于正规生产厂家, 并有一定的有效期。

15. 复工前, 如何对办公场所进行环境清洁消毒?

复工前, 应对办公场所的办公设备、门把手、电梯、卫生间、食堂、地面等物体表面进行全面的清洁消毒。公共部位的物品表面使用含有效氯 250 ~ 500mg/L 的含氯消毒剂擦拭或喷洒, 作用 30 分钟后, 用清水擦拭。空调风口过滤网采用消毒剂浸泡和更换。

16. 如何对办公场所的员工进行健康管理?

办公场所实行每日健康监测制度, 每天上班前应对员工进行体温测量，并进行登记。外地返工人员需进行登记、报备，按属地要求进行健康管理。

17. 办公场所健康教育途径有哪些？

对复工人员发放宣传手册，在办公场所人流量大的地方张贴卫生防护海报，播放宣传视频，通过单位微信公众号、微信群定向推送健康防护知识资料。

18. 办公场所如何进行室内通风管理？

- 室内优先采用自然通风，有条件的可以开启排风扇等装置以加强室内空气流动
- 开启厢式电梯的排气扇
- 使用集中空调通风系统时，应当保证空调系统运转正常
- 开启地下车库的排风系统

疫情期间，集中空调通风系统宜采用全新风方式运行，并保证室内有足够的新风量，新风应直接取自室外、关闭回风；关闭空调加湿功能。

19. 如何处置办公场所的垃圾？

办公场所的垃圾应分类收集，及时清运。办公垃圾、餐饮垃圾以及健康人员使用的口罩等按照生活垃圾分类处理。垃圾桶及垃圾点周围无垃圾散落，无超时超量垃圾堆

放。垃圾桶、垃圾点墙壁、地面应保持清洁，定期使用含有效氯 500 ～ 1000mg/L 的含氯消毒液喷洒。

20. 如何对办公场所的集中空调系统清洁消毒？

办公场所需要定期对集中空调通风系统的开放式冷却塔、过滤网、过滤器、净化器、风口、空气处理机组、表冷器、加热（湿）器、冷凝水盘等设备或部件进行清洗、消毒或者更换。加强对风机盘管的凝结水盘、冷凝水的清洁消毒。部件消毒可使用含有效氯 500mg/L 的含氯消毒剂或 250mg/L 二氧化氯消毒剂，作用 15 ～ 30 分钟；金属部件宜选用季铵盐类消毒剂（如 0.1% 苯扎溴铵溶液），作用 30 分钟。

21. 如何对办公场所厢式电梯清洁消毒？

每天对厢式电梯的底面、侧壁以及内外按钮进行清洁消毒。消毒可采用含有效氯 250 ～ 500mg/L 的含氯消毒剂喷洒或擦拭，消毒 30 分钟后，再用清水擦净。应按乘坐人员数量调整清洁消毒频次，每日消毒不少于 2 次，并做好公示。

22. 如何对办公场所的卫生间进行清洁消毒？

应保证卫生间有效通风，洗手盆、地漏等水封隔离有效。每日定时对卫生间进行清洁消毒，保持地面、墙壁、洗手池无污垢，便池无粪便污物累积。可用含有效氯 500mg/L 的含氯消毒剂对卫生间台面、洗手池、门把手和卫生洁具等物体表面擦拭或喷洒，每天至少 2 次。

23. 办公场所人员如何进行个人防护？

以点头礼或作揖礼取代握手、拥抱，咳嗽、打喷嚏时以纸巾遮挡，接待外来人员保持足够的社交间距（1米以上）。在多人办公场所和接待来访人员时需要佩戴口罩。做好手卫生，勤洗手，配备速干手消毒剂，有条件时可配备感应式手消毒设施。注意劳逸结合，保持心情舒畅。

24. 如何做好会议场所的卫生管理？

减少面对面会议频次，控制开会时长。会议场所应加强室内通风换气，通风时注意保暖；有条件的可使用循环风空气消毒机。做好会议场所环境清洁，有必要时，会议后可对会议场所环境及物体表面进行消毒。疫情期间，尽量采用网络视频会议等方式。

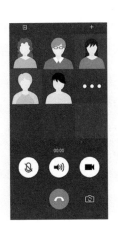

25. 办公场所如何对来访人员进行管理?

对来访人员进行实名制登记,并测量体温,体温超过37.3℃者不能进入。来访人员非必要进入单位时,可在单位门口指定区域与单位内人员完成工作接洽,接洽前进行体温测量,接洽时双方佩戴口罩并保持安全距离。快递及外卖订餐在单位门口完成送取件或送取餐。

26. 如何对办公场所的食堂进行清洁消毒?

- 保持餐厅环境整洁卫生,每天定期消毒,并做好清洁消毒记录
- 对高频接触的物体表面可用含有效氯 250 ～ 500mg/L 的含氯消毒剂进行喷洒或擦拭
- 案板、炊具等应做到使用前后清洗,每天对其进行消毒
- 员工使用的餐饮具要做到"一人一用一消毒",消毒时需要先去残渣
- 可以采用煮沸消毒 15 分钟,或热力消毒柜消毒,或用含有效氯 250 ～ 500mg/L 的含氯消毒剂浸泡 30 分钟,再用清水冲洗干净

27. 办公场所出现新冠肺炎病例后如何处置？

当有人员出现发热、乏力、干咳等可疑症状时，要及时安排就近就医，并向有关部门报告。如判定为疑似病例或确诊为新冠肺炎，需要配合疾控部门开展流行病学调查，配合管理部门对疑似病例进行隔离，对密切接触人员进行医学观察。在专业人员指导下对新冠肺炎确诊病例的工作活动场所及使用的物品进行终末消毒处理。

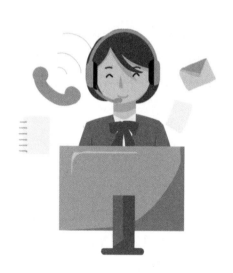

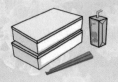

三

宾　馆

28. 在恢复营业前，宾馆应做好哪些准备工作?

制定应急工作预案，落实疫情防控主体责任，对工作人员进行新冠肺炎防控知识培训，做好个人防护及消毒用品等物资储备，对环境进行清洁消毒，设置应急处置区域。

29. 宾馆如何做好人员健康防护?

工作人员和顾客均应当佩戴口罩，交流时应保持一定距离，尽量避免直接接触。勤洗手，或使用含醇速干手消毒剂进行手部消毒。直接接触顾客的工作人员应配备手套，减少接触感染风险。顾客应尽量选择单人单间入住，单人住宿时，可不戴口罩。

30. 疫情期间宾馆如何减少人员聚集?

前台应设置"一米线"间距，提醒客人保持安全距离。疫情期间，不提供桌餐、培训、会议、娱乐活动等聚集性活动服务。建议采用送餐方式提供餐饮，客人在各自房间用餐，避免客人集中用餐。员工应错峰单独就餐。

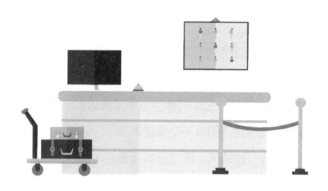

31. 疫情期间宾馆如何做好通风换气？

应加强室内空气流通，首选自然通风，尽可能打开门窗通风换气，每日房间通风不少于 2 次，每次不少于 30 分钟。如使用空调，分体式空调和风机盘管类空调在清洗消毒后可正常使用；全空气式集中空调系统应以全新风方式运行，关闭回风。运行的空调系统应当定期对其开放式冷却塔、过滤网、过滤器、净化器、新风口、空气处理机组、表冷器、加热（湿）器、冷凝水盘等设备部件进行清洗、消毒或更换。

32. 宾馆如何做好清洁消毒？

对宾馆内部公共区域应保持环境整洁卫生，及时清理垃圾，定期消毒。公共区域高频接触的物体表面（如电梯间

按钮、扶手、门把手等)应增加消毒频次,使用含有效氯
250 ~ 500mg/L 的含氯消毒剂进行喷洒或擦拭,也可采用
消毒湿巾进行擦拭。

- 客房内以清洁为主,顾客毛巾、洗漱用具、床上用品
  应严格做到"一客一用一换"
- 客房、洗漱间、卫生间等保洁用具应分别配置,明确
  标识,确保保洁用具不交叉使用
- 清洁时应开窗通风,保证空气流通
- 洗漱台、卫生洁具可用含有效氯 500mg/L 的含氯消
  毒剂擦拭消毒,作用 30 分钟后,再用清水冲洗干净

33. 如何合理使用宾馆电梯?

年轻人、低楼层顾客和工作人员可走步行楼梯,减少
乘坐厢式电梯风险。乘坐电梯时应佩戴口罩,严守咳嗽礼
仪。避免人员拥挤时乘坐。

34. 宾馆如何做好顾客的健康管理?

由工作人员在宾馆入口处对顾客进行体温检测,体温
高于 37.3℃的顾客禁止入内。对于已入住宾馆的顾客,每
天要求其测量一次体温,并做好记录。对于体温异常者,
安排专人引导至应急区域进行暂时隔离,及时上报,并配
合安排定点机构就医。引导人员至少需佩戴医用外科口罩

或 KN95/N95 颗粒物防护口罩，注意手卫生，做好个人防护。

35. 宾馆如何做好工作人员的健康管理？

建立员工健康监测制度，每日对员工进行体温检测，并对健康状况进行登记，身体不适时应及时就医。

36. 宾馆如何为住宿顾客提供餐饮服务？

- 宜采用送餐方式，由工作人员送至房间，住宿顾客在各自房间用餐
- 如不能满足送餐要求，必须在餐厅就餐时，应采用分时就餐方式，餐厅门口和取餐处配备速干手消毒剂
- 用餐前加强手卫生，洗手或使用速干手消毒剂按"六步洗手法"进行清洁消毒
- 取餐时应佩戴医用口罩；用餐时分散就座，减少交流，与他人保持一定距离

37. 如何加强宾馆餐饮具的消毒？

宜使用一次性餐饮具；对于需重复使用的餐饮具，应做到一人一具一用一消毒。餐饮具消毒前先去除残渣、洗净。消毒可以采用煮沸消毒 15 分钟，或热力消毒柜消毒，或用含有效氯 250 ~ 500mg/L 的含氯消毒剂浸泡 30 分钟，再用清水冲洗干净。

38. 如何进行被单、座椅套、工作服等纺织物清洁消毒？

可用流通蒸汽或煮沸消毒 30 分钟，或先用含有效氯 250 ~ 500mg/L 的含氯消毒液浸泡 30 分钟，然后常规清洗。注意含氯消毒剂具有漂白作用。

39. 宾馆如何设置应急隔离区？

宾馆应该在通风良好的偏僻位置设置应急隔离区，制定工作流程，安排专人负责。隔离点应配备口罩、手套、体温计、消毒用品等物资。工作人员上岗前应进行新冠肺炎防护知识培训，做好相关演练、熟悉流程。

40. 宾馆出现发热或疑似病人时如何应对？

当顾客或员工出现发热、乏力、干咳等可疑症状时，要暂时安排在应急隔离区进行隔离，及时上报并去定点医院就医。如判定为疑似病例或确诊为新冠肺炎，需要配合疾控部门开展流行病学调查，配合管理部门对疑似病例进行隔离，对密切接触人员进行医学观察。在专业人员指导下对新冠肺炎确诊病例的生活或工作场所及使用的物品进行终末消毒处理。

四

商场（超市）

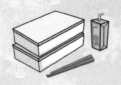

41. 开业前商场（超市）如何进行环境清洁消毒？

对商场（超市）进行全面清扫，做到无卫生死角。对收银台、柜台、休息区、服务台、电梯间按钮、扶手、门把手、公共桌椅、购物篮、购物车、临时物品存储柜等部位使用含有效氯 250 ～ 500mg/L 的含氯消毒液进行擦拭或喷洒消毒。

42. 开业前商场（超市）空调系统如何清洁消毒？

对集中空调通风系统的开放式冷却塔、过滤网、过滤器、净化器、风口、空气处理机组、表冷器、加热（湿）器、冷凝水盘等设备或部件进行清洗、消毒或者更换。部件消毒可使用含有效氯 500mg/L 的含氯消毒剂或 250mg/L 二氧化氯消毒剂，作用 15 ～ 30 分钟；金属部件宜选用季铵盐类消毒剂（如 0.1% 苯扎溴铵溶液），作用 30 分钟。

43. 开业前商场（超市）应做好哪些防控工作准备？

提前采购足够的口罩、消毒剂、洗手液、速干手消毒剂、体温计等防控物资；设置体温检测区和应急隔离区等；制定应急预案；提前做好值守人员安排，监测进出人员体温；对工作人员开展体温检测、消毒液配制、应急隔离区使用等防控知识培训。

44. 商场（超市）在疫情防控期间应建立哪些工作机制？

① 建立营业时间与非营业时间双值班制度，做好值班记录

② 建立工作人员健康监测制度，体温异常者或有咳嗽、乏力等症状的人员不得上岗，应及时就医排查并上报

③ 建立"日报告""零报告"制度

④ 建立商场（超市）顾客进入制度，顾客在进入商场（超市）前要进行体温测量，体温高于37.3℃者不得入内。测量体温人员应做好个人防护

45. 如何做好人员健康防护？

工作人员在岗时，应佩戴口罩、工作帽、手套，穿工作服，勤洗手、手消毒；与顾客交流时，尽量保持一定距离，避免直接接触。

进入商场（超市）内的顾客需佩戴口罩，保持安静，减少不必要的交流，交流时应保持一定距离，避免直接接触。打喷嚏、咳嗽时用纸巾遮住口鼻，或采用肘臂遮挡等，做好手卫生。

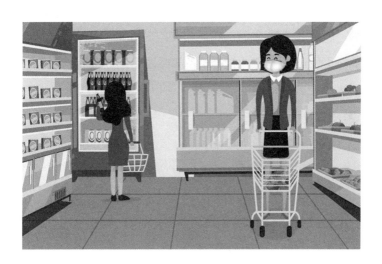

46. 疫情期间商场（超市）如何减少顾客聚集？

通过管控分流，控制高峰时期客流量，减少顾客聚集。物品尽量提前包装、标价，便于顾客直接结算；为顾客自助购物、自助结算提供便利，减少顾客在商场（超市）内的时间；设置"一米线"，提醒顾客排队付款结账时保持安全距离。

疫情期间，不开放电影院、游艺等场所，不举办现场促销活动。

47. 如何加强商场（超市）的通风换气？

营业前打开门窗，尽量使室内空气新鲜。营业中加强室内空气流通，首选自然通风，自然通风不足时，应进行机械通风。若使用集中空调系统，需全新风运行，关闭回风。运行的空调通风系统应当定期对开放式冷却塔、过滤网、过滤器、净化器、新风口、空气处理机组、表冷器、加热(湿)器、冷凝水盘等设备部件进行清洗、消毒或更换。当集中空调不符合运行要求时不应开启。如使用分体式空调，应做好定期清洗消毒。

48. 商场（超市）如何进行环境清洁消毒？

- 每日进行环境与物表清洁消毒，商场（超市）内供顾客洗手的设施应运行正常
- 在问询台和收银台等处配备速干手消毒剂，有条件时可配备感应式手消毒设施
- 根据人流量，对高频接触的物体表面，如收银台、柜台、自动结算设备、服务台、电梯扶手、门把手、购物篮、购物车、临时物品存储柜等进行清洁消毒
- 公用餐饮具应当一人一用一消毒
- 每日对餐桌椅及地面进行清洁消毒

卫生间应保持自然通风或开启排气扇；卫生间下水管存水弯应维持一定的水封高度；每日产生的垃圾应在专用区域

内分类管理、定点暂放、及时清运；垃圾暂存地周围应当保持清洁，每天至少进行一次消毒。

工作人员工作服定期清洗消毒，工作人员在上岗期间应经常做手卫生。

49. 如何合理使用商场（超市）电梯？

优先使用扶梯，保持人与人之间适当距离，避免与扶手直接接触；若乘坐厢式电梯，避免人员拥挤；电梯若有通风设施，通风设施应当启用。

50. 商场（超市）员工出现疑似症状如何应对？

员工出现发热、乏力、干咳等可疑症状时，要及时安排就近就医，商场（超市）管理人员须及时向相关部门报告。若为确诊病例，商场（超市）应配合做好对密切接触者的排查、隔离管理，并在当地疾控机构指导下，对其工作活动场所及使用的物品进行消毒处理。

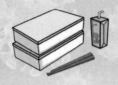

五

银 行

51. 在恢复营业前，银行应做好哪些准备工作？

制定应急工作预案，落实疫情防控主体责任，对工作人员进行新冠肺炎防控知识培训，细化健康防护与消毒工作流程并做好演练，储备个人防护及消毒用品，对环境进行清洁消毒，设置应急处置区域。

52. 银行疫情防控工作应急预案应包括哪些内容？

应包括疫情防控总体工作原则，需要建立的工作机制，需要落实的工作措施，以及做好疫情防控的工作要求等。

53. 恢复营业前，银行如何做好人员和物资保障？

按应急预案配备必要的人员，对相应人员进行卫生防护、消毒等防控知识培训，并进行演练。提前购置口罩、手套、消毒剂、洗手液、速干手消毒剂、体温计等防控物资，其数量应能够保证至少 15 天使用需求。

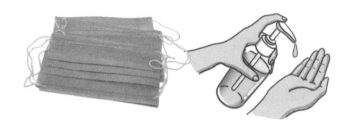

54. 在疫情防控期间应建立哪些工作机制？

① 要健全组织领导，各银行网点要成立以主要领导为组长，分管疫情防控工作的领导为副组长，相关部门负责人为组员的新冠肺炎防控工作领导小组

② 要建立应急值班制度

③ 要建立信息报告制度，及时监测员工健康状况，按要求向有关部门报告

④ 要建立应急联络机制，员工如出现发热、干咳、咽痛、腹泻等症状，应立即报告主管部门，并及时按规定去定点医院就医，配合医疗机构开展病人救治，配合疾病预防控制机构开展流行病学调查及疫情现场处置

55. 如何对进入银行营业网点的客户进行健康管理？

所有进入银行营业大厅的客户应佩戴口罩并进行体温检测，体温高于 37.3℃者禁止进入。

56. 银行员工应如何进行个人防护?

银行营业网点员工必须佩戴口罩和手套上岗。大堂经理和客户应保持 1 米以上安全距离,尽量避免与客户直接接触。加强手卫生,在与客户接触后,宜使用免洗手消毒剂进行手部消毒。

57. 银行应如何减少人员聚集?

为顾客使用网络银行、手机银行或在 ATM 机上办理日常业务提供便利。在银行入口通风处,设立取号设备,控制大厅内办理业务的客户数量,当大厅内等候客户较多时,应限制后续客户进入网点大厅。在入口处及大厅内所有可能出现排队区域设置"一米线"。大厅内等候区座椅合理优化距离或标注间隔就座,等候顾客间保持 1 米以上间隔。

58. 银行应如何进行通风换气?

应加强室内空气流通,首选自然通风,自然通风不足时,应进行机械通风。若使用集中空调系统,需全新风运行,关闭回风。运行的空调通风系统应当定期对开放式冷却塔、过滤网、过滤器、净化器、新风口、空气处理机组、表冷器、加热(湿)器、冷凝水盘等设备部件进行清洗、消毒或更换。当集中空调不符合运行要求时不应该开启。如使用独立空调,应做好定期清洗消毒。

59. 如何做好银行的清洁消毒工作？

- 应保持银行场所内通风和环境清洁，配置手消毒剂；及时清理垃圾
- 对取号机、柜台柜面、密码器、签字笔、点钞机、自动存取款机、公共座椅等公用物品设施做好清洁消毒，可使用含有效氯 250 ~ 500mg/L 的含氯消毒液，每日至少 2 次
- 金属设备可选择无腐蚀性的消毒剂（如 75% 酒精及季铵盐类）进行擦拭消毒

60. 前往银行办理业务时，客户如何做好个人防护？

应首先考虑使用网络或手机银行办理日常业务。如必须前往营业厅办理业务需佩戴口罩，接受体温检测，体温正常方可进入。等候时应保持与其他人员 1 米以上安全距离，不要聚集。减少接触公共用品表面，在接触自动存取款机按钮或办理完业务后，及时使用免洗手消毒剂进行手部消毒。

61. 银行发现发热等疑似新冠患者应如何处理？

当员工出现发热、乏力、干咳等可疑症状时，要安排在应急隔离区域进行暂时隔离，及时就医，并按规定进行报告。若为确诊病例，银行应配合做好对密切接触者的排查、隔离管理，并在当地疾控机构指导下，对其工作活动场所及使用的物品进行终末消毒处理。

62. 银行如何对现金进行消毒？

对疫情防控重点地区回笼的现金可采用高温消毒或环氧乙烷消毒，通常存放 14 天以上再投放市场；对非疫情重点地区现金消毒后，可存放 7 天以上再投放市场。

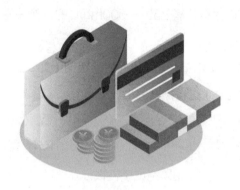

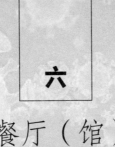

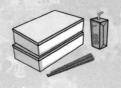

63. 恢复营业前，餐厅（馆）应做好哪些准备工作？

餐厅（馆）在恢复营业前要做好口罩、消毒剂、洗手液、速干手消毒剂、体温计、消毒喷壶等防疫物资储备，制定应急工作预案，设置应急处置区域，加强人员培训。了解所有员工健康状况，健康状况不明者，不能返工。在餐厅（馆）入口处，增加体温测量设备，体温检测正常者方可进入。

64. 恢复营业前，如何对餐厅（馆）进行清洁消毒？

应对餐厅（馆）环境和物体表面、炊具、案板进行清洁消毒，消毒可采用含有效氯 250 ~ 500mg/L 的含氯消毒剂喷洒或擦拭。餐饮具可采用热力消毒柜消毒；或采用含有效氯 250 ~ 500mg/L 的含氯消毒剂浸泡 30 分钟消毒，消毒后应将残留消毒剂冲洗干净。

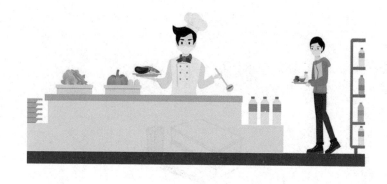

65. 餐厅（馆）营业时如何做好环境清洁消毒？

- 应加强室内空气流通，首选自然通风，自然通风不足时，应进行机械通风

- 若使用集中空调系统，需全新风运行，关闭回风

- 保持大堂、电梯口和收银台等区域环境整洁

- 做好电梯、公共卫生间等公用设备设施和门把手等高频接触物体表面的清洁消毒，消毒可采用含有效氯250～500mg/L 的含氯消毒剂进行喷洒或擦拭，根据就餐人流量调整清洁消毒频次，每日不少于2次

- 在收银台配备免洗手消毒剂或感应式手消毒设施

- 洗手间应通风良好，洗手设备正常运行，配备洗手液（或肥皂）

- 做好餐厅（馆）垃圾分类处理，及时清运

66. 餐厅（馆）如何预防聚集性疫情的发生？

提倡外卖服务，减少堂食；不接待聚餐活动；采取预约就餐，控制用餐人数；减少桌椅摆放或隔桌隔位安排就餐；积极推广分餐制，餐厅（馆）提供公筷公勺。

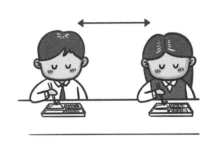

保持距离，同向、隔位就餐

67. 餐厅（馆）如何进行环境物体表面消毒？

应保持餐厅（馆）环境整洁卫生，每天定期消毒，并做好清洁消毒记录。对高频接触的物体表面可用含有效氯250～500mg/L 的含氯消毒剂进行喷洒或擦拭，也可采用消毒湿巾进行擦拭。

68. 餐厅（馆）如何进行餐饮具消毒？

加强餐饮具的清洁消毒，重复使用的餐饮具应做到"一客一用一消毒"。餐饮具去残渣、清洗后，煮沸消毒15 分钟；或采用热力消毒柜等消毒方式；或采用含有效氯250～500mg/L 的含氯消毒剂浸泡消毒 30 分钟，消毒后应将残留消毒剂冲洗干净。

69. 餐厅（馆）要注意哪些食品安全问题？

餐厅（馆）不采购超过保质期、不符合食品卫生标准、未经检验检疫的畜禽生鲜肉品，不采购野生动物。

应将生食品、半成品和熟食品分柜、分类存放。定期检查及时处理变质或超过保质期的食品。用于原料、半成品和成品的刀、板、盆、抹布以及其他工具、容器必须标志明显，做到分开使用，定位存放，保持清洁。

餐厅（馆）必须采用新鲜、洁净的原料制作食品，加工食品必须做到熟透。加工后的熟制品应当与食品原料或半成品分开存放，半成品应当与食品原料分开存放，防止交叉污染。

做好厨房的环境卫生清洁和消毒工作。

70. 营业时，餐厅（馆）如何做好工作人员个人防护？

- 餐厅（馆）工作人员在岗期间应穿工作服，佩戴口罩
- 工作服应保持整洁，定期清洗、消毒，消毒可煮沸 30 分钟，或先用含有效氯 250 ~ 500mg/L 的含氯消毒液浸泡 30 分钟，然后常规清洗
- 在餐厅（馆）入口处，增设体温测量设备，或安排专人持手持测温仪，对所有工作人员进行体温检测，体温正常者方可上岗

- 工作人员保持良好的个人卫生习惯，做好手卫生，打喷嚏时用纸巾遮住口鼻或采用肘臂遮挡等
- 上班期间不扎堆聊天，下班后不参加聚集性活动
- 掌握一定的疫情防控知识，并能实际运用

71. 餐厅（馆）如何做好营业时顾客个人防护？

顾客佩戴口罩，与相邻顾客保持一定的安全距离。咳嗽或打喷嚏用纸巾遮住口鼻或用肘部遮挡。选择通风比较好的位置就座。避免用手频繁接触公共物品表面，付款时尽量选择微信、支付宝等电子支付方式。加强手卫生。

尽量打包带回家用餐。必须堂食时，避免面对面就座。用餐过程中，尽量减少与他人的交流。

尽量缩短用餐时间，用餐后尽快离开餐厅（馆），不在餐厅（馆）逗留。

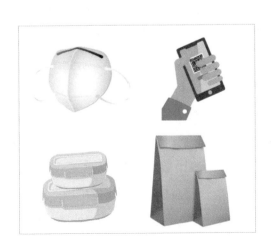

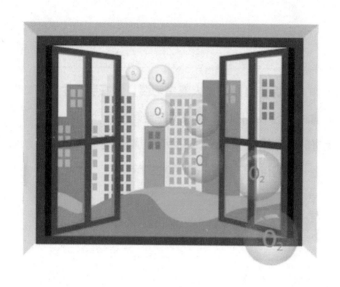

72. 餐厅（馆）应如何进行通风换气？

应加强室内空气流通，首选自然通风，自然通风不足时，应进行机械通风。若使用集中空调系统，需全新风运行，关闭回风。运行的空调通风系统应当定期对开放式冷却塔、过滤网、过滤器、净化器、新风口、空气处理机组、表冷器、加热（湿）器、冷凝水盘等设备部件进行清洗、消毒或更换。当集中空调不符合运行要求时不应该开启。如使用独立空调，应做好定期清洗消毒。

73. 当餐厅（馆）发现疑似病例时如何应对？

当员工出现发热、乏力、干咳等可疑症状时，要安排在应急隔离区域进行暂时隔离，及时就医，并按规定进行报告。若为确诊病例，餐厅（馆）应配合做好对密切接触者的排查、隔离管理，并在当地疾控机构指导下，对其工作活动场所及使用的物品进行终末消毒处理。

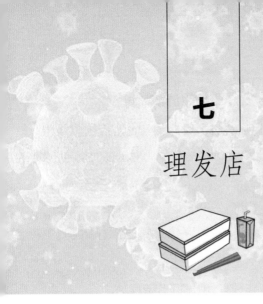

七

理发店

74. 恢复开业前，理发店应做好哪些准备工作？

制定应急预案，落实主体责任，制定防护工作流程，安排专人负责疫情防控和消毒工作，对工作人员进行新冠肺炎防控知识培训，储备个人防护及消毒用品，对环境、理发工具及顾客共用毛巾等物品进行清洁消毒，设置应急处置区域。

75. 如何做好理发店开业前的人员和物资保障？

按应急预案配备必要的人员，对所有员工进行防控、防护知识培训，并进行专项演练。做好空调等设备设施的检修维护及清洁消毒工作。配置测温仪、口罩、消毒剂等物资。

76. 如何做好理发店开业前的清洁消毒？

开业前对理发店环境进行彻底清洁，对店内收银台、空调、座椅、洗手池等进行清洁消毒。对于公共用品，如理发工具、毛巾等物品进行彻底清洁消毒。

77. 理发店在疫情防控期间应建立哪些工作机制？

① 制定疫情防控工作预案，明确工作流程
② 健全疫情防控工作机制，细化工作措施，落实人员责任
③ 建立健康监测制度，工作人员每日进行体温监测
④ 建立应急联络机制，顾客和员工如出现发热等症状，立即报告主管部门，及时处置

78. 如何对理发店员工和顾客进行健康管理？

建立员工健康监测制度，每日对员工进行体温监测，对员工健康状况进行登记。在理发店入口处对进店顾客进行体温检测，高于37.3℃的人员应禁止入内。

顾客和员工如出现发热、干咳、乏力、鼻塞、流涕、咽痛、腹泻等症状，应通过应急联络机制立即报告主管部门，并及时按规定去定点医院就医，配合医疗机构开展病人救治，配合疾病预防控制机构开展流行病学调查及疫情现场处置。

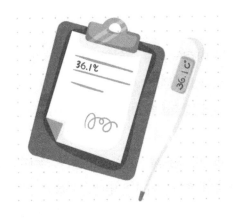

79. 理发店应如何做好人员个人健康防护？

员工为顾客提供服务的过程中，要全程佩戴口罩，咳嗽、打喷嚏时用纸巾遮住口鼻或采用肘臂遮挡等。做好个人卫生，勤洗手或使用免洗手消毒剂进行手部消毒。在柜台处、存包处，应配备免洗手消毒剂，提醒顾客加强手卫生。谢绝未佩戴口罩的顾客或有发热、干咳等症状的顾客入店。

80. 理发店应如何减少人员聚集？

鼓励顾客线上预约，合理安排顾客到店时间。对未预约临时到店的顾客，应登记姓名、联系电话，告知大致的等候时间，尽量避免店内等候。合理安排店内座位，服务座椅间距不小于 1 米。中、高风险地区，建议缩短营业时间，提倡免洗快剪方式。

81. 理发店应如何进行通风换气？

- 应加强室内空气流通，首选自然通风，自然通风不足时，应进行机械通风
- 理发店用于烫染服务的排风机在营业过程中宜长时间开启
- 若使用集中空调系统，需全新风运行，关闭回风
- 运行的空调通风系统应当定期对开放式冷却塔、过滤网、过滤器、净化器、新风口、空气处理机组、表冷器、加热（湿）器、冷凝水盘等设备部件进行清洗、消毒或更换
- 如使用独立空调，应做好定期清洗消毒

82. 理发店应如何进行环境清洁消毒？

保持门厅、收银台和顾客等候区等区域环境整洁，理（剪）下的头发应做到"一客一清扫"，统一收集到垃圾袋内，并扎紧袋口，及时清理垃圾。收银台、座椅、物品存储柜和操作台等公用设备设施和门把手等高频接触物体表面，可使用含有效氯 250 ~ 500mg/L 的含氯消毒剂或 75% 酒精擦拭消毒，作用 30 分钟后，用清水擦拭干净。

83. 理发工具应如何进行清洁消毒？

做到理发工具"一客一用一消毒"，每个客人理发完毕后，工作人员需对接触到顾客的理发工具进行消毒；每日工

作结束后，需对理发工具进行全面清洁消毒。可使用 75% 的酒精进行擦拭消毒，或高温消毒。

84. 公共用品（毛巾、围布等）应如何进行清洁消毒？

- 做到公共用品（毛巾、围布等）"一客一用一消毒"
- 尽量选用物理消毒，用 56℃以上热水浸泡 30 分钟或烘干机 80℃以上烘干 20 ~ 30 分钟
- 也可使用含有效氯 250 ~ 500mg/L 的含氯消毒液浸泡 30 分钟后，用清水洗净
- 需要注意的是含氯消毒液对有色织物有漂白效果

85. 当理发店发现疑似病例时如何应对？

当员工出现发热、乏力、干咳等可疑症状时，要安排在应急隔离区域进行暂时隔离，及时就医，并向附近的疾病预防控制机构或者医疗机构报告。若为确诊病例，理发店应配合做好对密切接触者的排查、隔离，并在当地疾控机构指导下，对其工作活动场所及使用的物品进行消毒处理，同时对空调通风系统进行清洗和消毒处理。

八

农贸市场

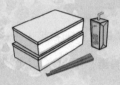

86. 农贸市场存在哪些卫生学问题?

农贸市场多为开放式平面建筑,主要依靠自然通风,通风往往不足;市场多经营农副产品,按照果蔬类、鲜肉类、禽蛋类、粮油类、水产类、熟食类和调味品等进行分区,每个摊贩独立,垃圾产生量较大,环境卫生问题较多,蚊、蝇易滋生,鼠类易生长繁殖;市场设有公共卫生间,人群使用密集,清洁消毒往往不到位。

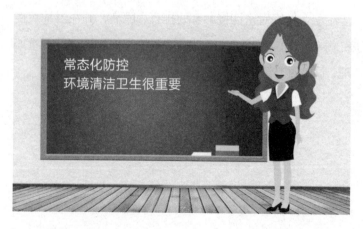

常态化防控
环境清洁卫生很重要

87. 农贸市场恢复营业前，应做好哪些准备工作？

① 落实疫情防控主体责任，制定应急工作预案，明确农贸市场管理者、各摊位或商铺经营者等的具体工作职责，做到分工明确，责任到人

② 提前做好农贸市场的保洁清理，清理积存的杂物垃圾，做到卫生无死角，对通风系统进行预防性清洗消毒

③ 做好相关人员培训，对体温检测、清洁卫生和消毒、防控知识宣教、应急隔离区管理的人员开展专业知识培训

④ 做好防控物资储备，提前采购口罩、消毒液、洗手液、速干手消毒剂、体温计等防控物资

⑤ 设置防控区域，明确标示出体温检测区、应急隔离区和垃圾暂存区等

88. 农贸市场内如何做好人员个人健康防护？

工作人员和顾客均应佩戴口罩。加强手卫生，有流水条件的按照"六步洗手法"洗手，或者使用免洗手消毒剂。推荐顾客采用非接触扫码付费。购买商品时与他人保持 1 米以上间距。工作人员宜戴手套。

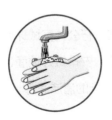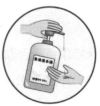

89. 如何做好农贸市场内人员的健康管理？

一是对市场管理人员及各店铺工作人员开展每日体温检测，身体不适时及时就医；二是在市场入口处设置体温检测设备，对所有进入市场的人员进行体温检测，体温高于37.3℃的人员禁止入内；三是设置应急隔离区域，临时隔离体温异常和可疑症状者。

90. 有哪些措施可以减少农贸市场内人员聚集？

控制高峰时期客流量，通过管控分流减少同时进入的顾客人数。容易出现排队或人员聚集的摊位应在地面画出间隔线，安排市场管理人员巡视引导，确保人员间保持 1 米以上安全距离。为顾客使用扫码支付提供便利，以减少顾客排队等候时间。

91. 如何做好农贸市场日常清洁消毒工作？

① 摊主或商户应随时做好各自经营区域环境清洁，每个商户配备足量的垃圾袋，随时进行垃圾清理，水产、禽肉等摊位应确保排水设施通畅，避免地面出现污水

② 市场管理人员应安排人员进行公共区域环境清扫和消毒，每天结束经营活动后，安排做好地面、台面、柜台（摊位）、货架等公共设施的清洁消毒

③ 垃圾暂存区域应做到无裸露，日产日清，垃圾桶可用含有效氯 500mg/L 的含氯消毒剂进行喷洒或擦拭消毒，每 4 小时消毒 1 次

④ 做好公共卫生间清洁消毒，每 4 小时消毒 1 次或根据人流量增加清洁消毒频次，卫生洁具可用含有效氯 500mg/L 的含氯消毒剂喷洒或擦拭消毒

92. 农贸市场的垃圾暂存点有哪些卫生要求？

农贸市场每日产生的垃圾量大，应有专门固定的垃圾暂存点，对垃圾进行分类收集；使用封闭式垃圾桶，保证桶盖完好，随时处于关闭状态；垃圾桶外无垃圾散落，做到日产日清；每日对垃圾暂存点至少消毒两次，消毒可使用含有效氯 500 ~ 1000mg/L 的含氯消毒剂进行喷洒。

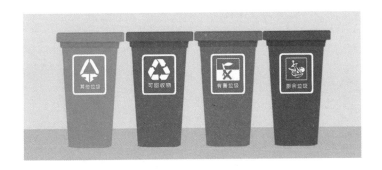

93. 农贸市场是否可以售卖活禽？

疫情期间，农贸市场严禁圈养、宰杀活禽，严禁活禽交易，严禁采购和制售野生动物及其制品。

94. 农贸市场如何做好灭鼠除虫工作?

提高农贸市场环境卫生水平, 加强农贸市场垃圾管理, 灭绝蚊虫滋生环境; 安装防鼠、防蚊和防蝇设施。

95. 当农贸市场发现疑似病例时如何应对?

当市场管理人员、店铺工作人员出现发热、乏力、干咳等可疑症状时, 要安排在应急隔离区域进行暂时隔离, 及时就医, 并向附近的疾病预防控制机构或者医疗机构报告。

若为确诊病例, 农贸市场应配合做好对密切接触者的排查、隔离, 并在当地疾控机构指导下, 对其工作活动场所及使用的物品进行终末消毒处理, 同时对空调通风系统进行清洗和消毒处理。

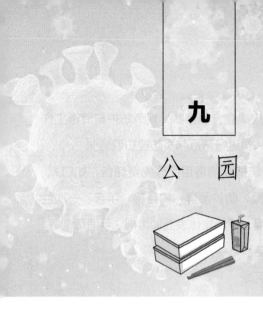

九
公园

96. 疫情期间公园应建立哪些工作机制？

一是成立疫情防控工作领导小组，主要领导任组长，明确分工，落实责任；二是建立值班制度，合理安排人员进行值班；三是建立应急联络制度，有员工或游客等出现发热或其他异常健康状况立即上报主管部门；四是根据公园运营状况建立巡查制度，合理控制人流量，防止人群密集。

97. 公园恢复开放前应做哪些准备工作？

对于按照本地防疫要求已关闭的公园（游园、广场），禁止游客进入，同时通过张贴公告、公众号发布、广播等方式告知游客。

- 恢复开放前，应建立应急预案，规范防护与消毒工作流程，对工作人员进行新冠肺炎防控知识培训
- 做好个人健康防护及消毒用品等物资储备，如口罩、隔离衣、防护服、防护面屏、护目镜、手套、一次性帽子等防护用品，环境物体表面消毒剂、手消毒剂等
- 对环境进行清洁消毒
- 设置应急处置区域
- 安排工作人员对出入园区的人员进行体温检测

98. 公园恢复开放前如何进行清洁消毒？

恢复开放前对公园地面、座椅、扶梯扶手、卫生间、室内等进行彻底清洁，必要时对公园内座椅、扶梯扶手、售票处、卫生间、闸口等公用设施和高频接触部位进行预防性消毒。预防性消毒可用含有效氯 250 ～ 500mg/L 的含氯消毒剂或 100mg/L 二氧化氯消毒剂喷洒或擦拭消毒。

99. 疫情期间正常开放的公园如何做好售票工作？

减少现金售票，实行线上购票、扫码支付等非接触购票和支付方式。设置窗口购票、入园刷卡、验证验票、安检等游客排队 1 米线，拉开游客间距，保持人与人之间的安全距离。

100. 疫情期间正常开放的公园如何做好进入管理？

对于正常开放的公园（游园、广场），实行相对封闭管理，在各个出入口设置检测卡口，增加体温测量设备，控制游客数量，做好游客登记、体温测试、宣传告知等工作，所有游客佩戴口罩，体温超过37.3℃的游客禁止入园。

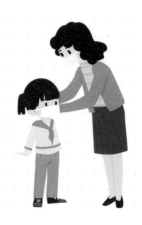

101. 疫情防控期间正常开放的公园如何减少人员聚集？

科学合理制定开闭园时间，调控入园游客数量。为避免人员聚集，如遇大客流量，公园可采取严控游客流量、分时段安排游客入园等措施，确保游客健康安全。中、高风险地区，公园应缩短营业时间。同时，疫情期间不开放游乐设施和各类室内场馆，不举办展会等各类人群聚集活动。

102. 疫情期间正常开放的公园如何做好清洁消毒？

- 如公园正常开放，做好公园内公共设施、座椅座凳、健身器材、果皮箱、垃圾桶等高频接触物体表面的清洁消毒工作
- 保持公园内清洁卫生，公园产生的垃圾做到"日产日清"，清运过程中应采用密闭化运输
- 公共厕所应做好清洁消毒，配备洗手设施和洗手液（或肥皂）

门区售票窗口、体温检测仪、闸机、护栏等游客可能接触的公共设施，使用含有效氯 250 ~ 500mg/L 的含氯消毒液擦拭或喷洒，30 分钟后，再用清水擦拭干净。每日消毒 3 ~ 4 次，可视游客量适当调整消毒频次。

游客中心等室内服务场所要开窗、开门通风，确保空气流通。

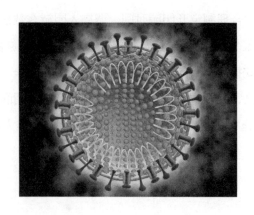

103. 如何做好公园内公厕的清洁消毒？

如公园正常开放，加强公园内公厕的通风换气，保持空气流通，保证干净整洁、做好清洁消毒记录。

- 门把手、衣帽钩、水龙头、洗漱池、墙壁等使用含有效氯 250 ～ 500mg/L 的含氯消毒液进行擦拭，30 分钟后，再使用清水擦拭干净。每日消毒 3 ～ 4 次
- 地面、坐便器、蹲坑、小便池等使用含有效氯 500mg/L 的含氯消毒液喷洒或擦拭，全面消毒每日不少于 3 次。随游客使用情况和如厕流量可适当增加消毒次数
- 拖把、抹布等洁具使用后，要及时清洗、分类存放，并用含有效氯 500mg/L 的含氯消毒液浸泡 30 分钟后，用清水冲洗干净，晾干备用

104. 疫情期间正常开放的公园如何做好员工的个人健康防护？

根据游客接待量和工作要求，合理安排一线岗位的上岗班次和上岗人员。工作人员做好手卫生，佩戴口罩，打喷嚏时用纸巾遮住口鼻或采用肘臂遮挡等，工作人员之间，工作人员与游客之间避免密切接触。

105. 疫情期间正常开放的公园如何做好公众宣传？

入口醒目位置应设立告示牌或大屏幕，提醒入园游客、工作人员遵守相关防控要求和注意事项，进行疫情防控宣传，公园广播循环播放疫情防控注意事项。

通过张贴公告、公众号发布、广播等方式告知游客公园最新管理规定及开放时间等。

106. 疫情期间开放式社区公园如何管理？

对开放式社区公园（游园、广场）及其他公园绿地实施属地管理，管理单位要做好相关防疫工作，做好公园内环卫保洁工作，对公园出入口、园路和座椅、果皮箱等服务设施每日进行消毒，对厕所等室内空间每日进行通风、卫生保洁、消毒处理。可加强巡查管理，提醒游客做好防护、减少聚集。

107. 当出现疑似病例时，公园如何应对？

当员工或游客出现发热、乏力、干咳等可疑症状时，要安排在应急隔离区域进行暂时隔离，及时就医，并向附近的疾病预防控制机构或者医疗机构报告。若为确诊病例，公园应配合做好对密切接触者的排查、隔离，并在当地疾控机构指导下，对其工作活动场所及使用的物品进行终末消毒处理，同时对空调通风系统进行清洗和消毒处理。

医疗机构

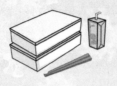

108. 恢复常规门诊前医疗机构要做哪些准备工作?

制定工作总体方案和应急预案,建立工作机制,明确工作责任主体,成立工作组织,完善工作流程,开展应急培训和演练等;对环境进行清洁和消毒;完善网络挂号、就诊预约功能;设立体温检测点;设立具备消毒隔离条件的分诊点;配备必要的防护和消毒用品。

109. 疫情期间医疗机构应建立哪些工作机制?

一是成立疫情防控工作领导小组,主要领导任组长,明确分工,落实责任;二是建立值班制度,合理安排人员进行值班;三是建立网络挂号、就诊预约平台,合理控制就诊人数,防止人群密集;四是建立发热病人管理制度,有患者和员工出现发热症状时需引导至发热门诊,并上报主管部门;五是建立应急联络制度,出现疑似或确诊新冠病人时,安排在应急隔离区域进行暂时隔离,及时通知疾控机构并配合做好流行病学调查和消毒事宜，联系定点医院，配合做好确诊病人转诊工作。

110. 疫情期间医疗机构对就医人员有何要求？

医疗机构应对就医人员进行体温测量，发热人员需至发热门诊就诊，体温正常者进入常规门诊。进入医疗机构的就医人员应佩戴口罩。就医人员凭网上预约号至相关诊室候诊，尽量减少拥挤和聚集，排队时与他人保持1米以上距离，以减少医院感染风险。

医疗机构应当积极开展新型冠状病毒的防护知识宣传，指导就医人员及陪同人员做好个人健康防护，如正确佩戴口罩和洗手、咳嗽礼仪等。

111. 疫情期间医疗机构如何做好医疗废物处置？

医疗机构应保持卫生干净整洁，应将新冠肺炎确诊或疑似患者产生的医疗废物，纳入感染性医疗废物管理。垃圾及时清运，严格按照《医疗废物管理条例》和《医疗卫生机构医疗废物管理办法》有关规定，进行规范处置。并对物体表面及地面进行清洁消毒。

112. 疫情期间发热门诊的管理重点有哪些？

- 发热门诊建筑布局和工作流程应当符合《医院隔离技术规范》等有关要求
- 发热门诊宜配备 CT 诊疗设备
- 留观室或抢救室加强通风，如使用机械通风，应当控制气流方向，由清洁侧流向污染侧
- 发热门诊应配备符合要求、数量充足的医务人员防护用品，出入口应当设有速干手消毒剂等手卫生设施，医务人员开展诊疗工作应当执行标准预防
- 医务人员应当掌握新型冠状病毒感染的流行病学特点与临床特征，按照诊疗规范进行患者筛查，对疑似或确诊患者立即采取隔离措施并及时报告
- 患者转出后场所按《医疗机构消毒技术规范》进行终末处理

113. 疫情期间普通门急诊的管理重点有哪些？

医疗机构应落实预检分诊制度，引导发热患者至发热门诊就诊，普通门急诊发现乏力、干咳等疑似症状时，及时将患者转至应急隔离区域诊治并报告。医务人员严格执行预防措施，做好个人防护和诊疗环境的管理。诊疗区域应当保持良好的通风并定时清洁消毒。采取设置等候区等有效措施，避免人群聚集。

114. 疫情期间普通病区的管理重点有哪些？

医院普通病区应建立相关工作制度及流程，备有充足的应对急性呼吸道传染病的消毒和防护用品。病区内发现疑似或确诊患者，启动相关应急预案和工作流程，按规范要求实施暂时隔离，及时转到定点医院诊疗。等候转诊期间对患者采取有效的隔离和必要的救治措施，患者转出后场所内按《医疗机构消毒技术规范》对其接触环境进行消毒处理。

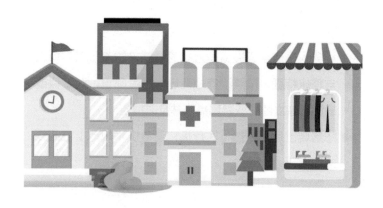

115. 新冠肺炎定点医院病区建筑布局有哪些要求？

收治疑似或确诊新冠肺炎患者的定点医院病区建筑布局应当按照《医院隔离技术规范》等有关要求，规范"三区两通道"设置，污染区、半污染区和清洁区物理分区，并明确标识。医务人员通道、患者通道完全分开。设置符合要求的防护服穿脱场所，严格穿脱流程。设有负压病区的，其运行和管理应当符合《医院负压隔离病房环境控制要求》。

116. 新冠肺炎疑似或确诊患者如何隔离？

对疑似或确诊患者应当及时采取隔离措施，疑似患者和确诊患者应当分开安置；疑似患者进行单间隔离，确诊新冠肺炎患者可同室安置。隔离区域应配备独立的卫生间、盥洗间，配置口罩、手消毒剂等必要的防护用品。

117. 如何理解医务人员的标准预防？

标准预防是基于患者的血液、体液、分泌物（不包括汗液）、非完整皮肤和黏膜均可能含有感染性因子的原则，针对医院所有患者和医务人员采取的一组预防感染措施。标准预防包括手卫生，根据预期可能的暴露选用手套、隔离衣、口罩、护目镜或防护面屏，以及安全注射。也包括穿戴合适的防护用品，处理患者环境中污染的物品与医疗器械。

118. 定点医院的医务人员在实施标准预防的基础上，还应该采取哪些措施？

在实施标准预防的基础上，采取接触隔离、飞沫隔离和空气隔离等措施。具体措施包括：

一是制定《医务人员穿脱防护用品的流程》，制作流程图和配置穿衣镜；二是医务人员进出隔离病房，严格执行《医院隔离技术规范》《医务人员穿脱防护用品的流程》，正确实施手卫生，在穿脱区域设立监督员或相互监督完成个人防护装备的穿戴、脱卸；三是用于诊疗疑似或确诊患者的听诊器、体温计、血压计等医疗器具及护理物品应当一用一消毒。

119. 疫情期间医务人员的个人防护要点有哪些？

一是医疗机构应当强化医务人员的标准预防措施的落实，做好诊区、病区（房）的通风管理，严格落实《医务人员手卫生规范》要求，佩戴医用外科口罩或医用防护口罩，必要时戴乳胶手套；二是采取飞沫隔离、接触隔离和空气隔离防护措施；三是医用外科口罩、医用防护口罩、护目镜、隔离衣等防护用品被患者血液、体液、分泌物等污染时应当及时更换；四是正确使用防护用品，戴手套前应当洗手，脱去手套或隔离服后应当立即用流动水洗手；五是严格执行锐器伤防范措施；六是每位患者用后的医疗器械、器具应当按照《医疗机构消毒技术规范》要求进行清洁与消毒。

120. 采取飞沫隔离、接触隔离和空气隔离防护措施有哪些？

医护人员在救治患者过程中，应采取飞沫隔离、接触隔离和空气隔离防护措施，根据不同情形，做到以下防护。

一是接触患者的血液、体液、分泌物、排泄物、呕吐物及污染物品时，戴清洁手套，脱手套后洗手。二是可能受到患者血液、体液、分泌物等喷溅时，戴医用防护口罩、护目镜、穿防渗隔离衣。三是为疑似患者或确诊患者实施可能产生气溶胶的操作（如气管插管、无创通气、气管切开，心肺复苏，插管前手动通气和支气管镜检查等）时，采取空气隔离措施，佩戴医用防护口罩，并进行密闭性能检测；眼部防护（如护目镜或面罩）；穿防体液渗入的长袖隔离衣，戴手套；操作应当在通风良好的房间内进行；房间中人数限制在患者所需护理和支持的最低数量。

121. 疫情期间医疗机构应如何进行患者管理？

① 对疑似或确诊患者及时进行隔离，并按照指定规范路线由专人引导进入隔离区

② 患者进入病区前更换患者服，个人物品及换下的衣服集中消毒处理后，存放于指定地点由医疗机构统一保管

③ 指导患者正确选择、佩戴口罩，正确实施咳嗽礼仪和手卫生

④ 加强对患者探视或陪护人员的管理

⑤ 对被隔离的患者，原则上其活动限制在隔离病房内，减少患者的移动和转换病房，若确需离开隔离病房或隔离区域时，应当采取相应措施，如佩戴医用外科口罩，防止患者对其他患者和环境造成污染

⑥ 疑似或确诊患者出院、转院时，应当更换干净衣服后方可离开，按《医疗机构消毒技术规范》对其接触环境进行终末消毒

122. 疑似或确诊患者死亡后，尸体和遗留物品应如何处理？

疑似或确诊患者死亡的，对尸体应当及时进行处理。处理方法为：使用含有效氯 3000mg/L 的含氯消毒剂或 0.5% 过氧乙酸棉球或纱布填塞患者口、鼻、耳、肛门等所有开放通道；用双层布单包裹尸体，装入双层尸体袋中，由专用车辆直接送至指定地点火化。死者住院期间使用的个人物品，其家属若要带回家的，应在专业人员指导下对所带物品进行消毒处理，其余个人物品按医疗垃圾处理。

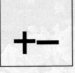

十一

医学隔离观察点

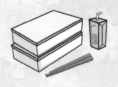

123. 医学隔离观察点的布局设置有何要求？

医学隔离观察点选址时要满足交通方便、城市基础设施完备的要求。环境应安静，远离污染源及易燃、易爆产品生产、储存区域及存在卫生污染风险的生产加工区域。远离人口密集居住与活动区域，并处于本区域当季主导风向的下风向。其布局宜符合"三区两通道"的要求，污染区、半污染区和清洁区有效区分且明确标识，医务人员通道、患者通道完全分开。

124. 医学隔离观察点投入使用前，应做好哪些准备工作？

制定工作总体方案和应急预案，建立工作机制，细化工作流程，成立工作组织，明确工作责任等；完成"三区两通道"设置和标识；对环境进行清洁和消毒；配备必要的医护、安保、清洁消毒等人员，对人员进行新冠肺炎防控知识培训，做好个人防护及消毒用品等物资储备。

125. 医学隔离观察点如何做好工作人员的管理？

医学隔离观察点工作人员应做好个人防护，佩戴医用外科口罩、一次性工作帽和一次性手套；与被隔离人员近距离接触时应佩戴 KN95/N95 及以上级别的防护口罩。工作人员应加强手卫生措施，并做好健康监测。

医学隔离观察点工作人员每日至少 2 次询问集中观察人员健康状况，测量体温并记录。如果发现集中观察人员健康异常，立即进入转诊程序。汇总当日集中观察人员健康动态，上报有关部门。

126. 医学隔离观察点如何做好隔离人员管理?

医学隔离观察点一律实行封闭管理,禁止探视。隔离人员原则上禁止外出,确需外出时,应经批准,专车接送、陪护,做好人员个人防护。

隔离人员原则上应在房间内单独居住、就餐,避免与他人接触。应配合做好每天体温检测和健康监测,出现新冠肺炎可疑症状,应当立即向工作人员报告。

隔离人员应保持良好卫生和健康习惯,按照"六步洗手法"洗手,做好手卫生。

127. 医学隔离观察点如何做好通风管理工作?

医学隔离观察点应加强通风换气,保持室内空气流通,首选自然通风,也可采用机械排风。如使用集中空调,保证空调运行正常,加大新风量,全空气系统关闭回风。

128. 医学隔离观察点隔离人员用餐原则是什么?

医学隔离观察点应实行送餐制,使用一次性餐饮具在房间用餐。

129. 医学隔离观察点如何做好垃圾处置工作?

医学隔离观察点应加强垃圾分类管理,及时收集并清运。加强垃圾桶等垃圾盛装容器的清洁,可定期对其进行消毒处理。隔离人员的生活垃圾可按普通生活垃圾处理。当出现疑似病例或确诊病例,其生活垃圾按照医疗废物处理。

130. 隔离人员被诊断为疑似或确诊病例，如何应对？

当隔离人员被诊断为疑似或确诊病例，并转移至定点医疗机构后，对其隔离居住环境、物体表面以及生活用品等应进行终末消毒。

131. 医学隔离观察点如何做好物体表面消毒工作？

客房应由隔离人员自行清洁、消毒。桌面、床头柜、家具、门把手等高频接触的物体表面可用含有效氯 250 ~ 500mg/L 的含氯消毒剂进行喷洒或擦拭。

隔离点公共区域应每天由工作人员进行清洁消毒。对高频接触的物体表面（如电梯间按钮、扶手、门把手等）、公共卫生间，可用含有效氯 500mg/L 的含氯消毒剂进行擦拭。

132. 医学隔离观察点如何进行终末消毒？

终末消毒对象包括室内空气、地面、墙面、物体表面、餐饮具、衣服被褥等。

- 空气消毒一般可用含 5000mg/L 过氧乙酸或 3% 过氧化氢或 500mg/L 二氧化氯，按 $20ml/m^3$ 的量对工作场所进行超低容量喷雾消毒
- 地面、墙面、物体表面等可用含有效氯 1000mg/L 的含氯消毒液或 500mg/L 的二氧化氯消毒剂擦拭或喷洒消毒

- 衣服被褥等纺织品、餐饮具等可用含有效氯 500mg/L 的含氯消毒液浸泡 30 分钟后或煮沸消毒 30 分钟，再用清水洗净
- 终末消毒的顺序一般为先外后内、先上后下，先清洁房间内污染严重的场所
- 依次对门、地面、家具、墙壁等进行喷雾消毒

现场终末消毒工作应在当地疾病预防控制机构的指导下，由专业人员进行消毒。

133. 医学隔离观察点如何处理隔离人员呕吐物？

应立即用一次性吸水材料加含有效氯 5000 ～ 10000mg/L 的含氯消毒液（如 84 消毒液）对呕吐物进行覆盖消毒，清除过程中避免接触污染物，清理的污染物按医疗废物集中处置。清除呕吐物后，应对污染的环境物体表面进行消毒。盛放污染物的容器可用含有效氯 5000mg/L 的含氯消毒剂浸泡消毒 30 分钟，然后清洗干净。

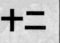

十二

铁路客运

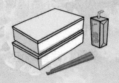

134. 如何认识客运场站及交通运输工具疫情防控的重要性?

交通运输既是国民经济和社会发展重要的基础性、战略性、引领性产业,又是现代社会人们工作、生活的必要工具,也是传染病传播的合适载体。长期预防和控制客运场站及交通运输工具不发生、不传播新冠肺炎疫情,对保障经济社会正常运转以及做好全社会疫情防控工作都具有十分重要的意义。

135. 如何认识客运场站及交通运输工具疾病传播风险?

客运场站及交通运输工具人群密集、流动性大,健康人群和非健康人群混杂,公共用品和设施重复使用,存在疾病传播的风险。

136. 火车站在恢复运营前应做好哪些准备工作？

要做好个人防护及消毒用品等物资储备，制定应急预案并演练，设置应急处置区域，对环境进行清洁消毒，落实单位主体责任，加强人员培训。

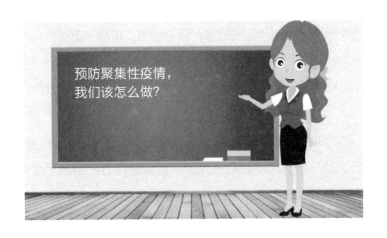

137. 如何做好铁路客运运营前的人员和物资保障？

按新冠肺炎防控工作应急预案配备必要的人员，对人员进行防控知识、防护知识培训，并进行演练，提升一线从业人员疫情防控和应急处置能力。做好车站闸口、安检、售票、电梯、扶梯等设备设施和列车的检修维护，保证运力充足，优先选择安全技术状况良好的列车投入运营。

车站配置红外测温仪，列车乘务员配备手持体温检测仪。配备口罩、手套、防护衣等个人防护用品，以及手消毒剂和环境消毒剂。

138. 如何做好火车站运营前的环境清洁消毒？

运营前对车站环境进行彻底清洁，必要时对车站内座椅、扶梯扶手、电梯按钮、卫生间、自动售票机、闸口等公用设施和高频接触部位进行预防性消毒。预防性消毒可用含有效氯 250 ～ 500mg/L 的含氯消毒剂或 100mg/L 二氧化氯消毒剂喷洒或擦拭消毒，30 分钟后，用清水擦拭。

139. 火车站运营前如何做好集中空调通风系统的清洁消毒？

对集中空调通风系统的开放式冷却塔、过滤网、过滤器、净化器、风口、空气处理机组、表冷器、加热（湿）器、冷凝水盘等设备或部件进行清洗、消毒或者更换。对风管进行清洗，必要时进行消毒。消毒时，可使用含有效氯 250 ～ 500mg/L 的含氯消毒剂或 100mg/L 二氧化氯消毒剂，进行喷洒、浸泡或擦拭，作用 10 ～ 30 分钟后，用清水擦拭。对需要消毒的金属部件可选择季铵盐类消毒剂。

140. 火车站疫情防控工作应急预案应包括哪些内容？

应包括新冠肺炎疫情防控总体工作原则，需要建立的工作机制，需要落实的工作措施，以及做好疫情防控的工作要求等。

141. 火车站在疫情防控期间应建立哪些工作机制?

① 要健全组织领导,车站要成立以站长为组长,主管副站长为副组长,相关部门负责人为组员的新冠肺炎防控工作领导小组

② 要建立 24 小时值班制度

③ 要建立信息报告制度,及时监测、收集乘客和员工健康状况信息,按要求向有关部门"日报告""零报告"

④ 建立巡查制度,巡查乘客和工作人员是否落实疫情防控措施,及时纠正不规范行为

⑤ 建立应急联络机制,乘客和员工如出现发热、干咳、乏力、鼻塞、流涕、咽痛、腹泻等症状,应通过应急联络机制立即报告主管部门,并及时按规定去定点医院就医,配合医疗机构开展病人救治,配合疾病预防控制机构开展流行病学调查及疫情现场处置

142. 恢复运行后如何对员工进行健康管理?

建立员工健康管理制度,每日对员工健康状况进行监测、登记,身体不适时应及时就医。

143. 如何在火车站对乘客进行健康管理?

在火车站入口处增加体温测量设备,对进出站乘客进行体温检测,高于 37.3℃ 的乘客禁止进入车站,安排在应急区域进行暂时隔离,再按照相关要求进行处理。

144. 如何做好运营时火车站的通风换气？

运营时，要加强火车站的通风换气，尤其是乘客候车区域，尽量使用自然通风。如使用集中空调，保证空调运行正常，加大新风量，全空气系统关闭回风。

145. 如何加强运营时火车站的重点部位的清洁消毒？

加强对自动售取票机、门把手、电梯按钮、座椅、卫生间等公用设施和高频接触部位清洁消毒。自动售取票机旁宜配备手消毒剂，或安装感应式手消毒设施。保持候车室环境整洁，及时清理垃圾。

146. 如何加强列车的清洁消毒？

列车车厢、洗手间等可用含有效氯 250 ~ 500mg/L 的含氯消毒剂或 100mg/L 二氧化氯消毒剂喷洒或擦拭消毒；座椅套等织物消毒可用含有效氯 250 ~ 500mg/L 的含氯消毒剂浸泡 30 分钟或 80℃条件下烘烤 30 分钟。

- 加强对列车车厢、洗手间、卫生间等区域的清洁消毒
- 座椅套等织物应保持清洁，定期洗涤和消毒处理
- 保持环境整洁，及时清理垃圾

147. 列车如何做好可疑症状乘客的处置?

- 列车上配备手持体温检测仪
- 在适当位置设立应急区域
- 当发现发热、咳嗽等可疑症状乘客时,及时上报主管部门,并将其暂时隔离在应急区域
- 尽快将其送到留验站
- 出现新冠肺炎病例时,由铁路疾病预防控制中心进行终末消毒

148. 在火车站和列车上,如何做好个人健康防护?

推荐乘客网上购票,现场购票时与其他人保持1米以上距离,避免人群聚集;工作人员和乘客均应加强个人防护,佩戴口罩,做好手卫生;打喷嚏时用纸巾遮住口鼻或采用肘臂遮挡等。

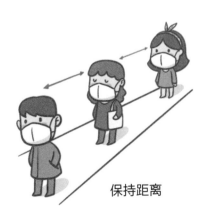

保持距离

149. 铁路部门还可以采取哪些措施预防新冠肺炎传播？

在车站通过电子屏、列车车厢滚动电子屏和广播等开展卫生防护知识宣传。始发或终点或者途经中、高风险地区的车次，应通过售票控制乘客数量，尽可能安排乘客分散就座。

150. 如何做好铁路乘客信息登记和溯源工作？

可通过购票环节申报或扫描二维码申报等方式，采集乘客身份证件类型及编号、联系电话等信息。确保列车上一旦发现疑似病例或确诊病例，能够第一时间找到同乘的其他旅客。

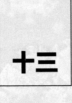

十三

道路客运

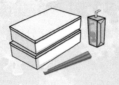

151. 恢复运营前，道路客运站应做好哪些准备工作？

制定应急预案，落实单位主体责任，规范防护与消毒流程，对工作人员进行新冠肺炎防控知识培训，做好个人防护及消毒用品等物资储备。对车站环境进行清洁消毒，设置应急处置区域。

152. 道路客运站运营前，如何做好人员和物资保障？

按应急预案配备必要的人员，对人员进行防控知识、防护知识培训，并进行演练。做好车站安检、售票、电梯、扶梯、闸口等设备设施和车辆的检修维护；保证运力充足，优先选择安全技术状况良好的车辆投入运营；车站配置红外测温仪，列车乘务员配备手持体温检测仪。配备口罩、手套、防护衣等个人防护用品，以及手消毒剂和环境消毒剂。

153. 道路客运站运营前，如何做好环境清洁消毒？

运营前对车站环境进行彻底清洁，必要时对车站内座椅、扶梯扶手、电梯按钮、卫生间、自动售票机、闸口等公用设施和高频接触部位进行预防性消毒。预防性消毒可用含有效氯 250 ~ 500mg/L 的含氯消毒剂或 100mg/L 二氧化氯消毒剂喷洒或擦拭消毒，30 分钟后，用清水擦拭。

154. 道路客运站运营前，如何做好集中空调通风系统的清洁消毒？

对集中空调通风系统的开放式冷却塔、过滤网、过滤器、净化器、风口、空气处理机组、表冷器、加热（湿）器、冷凝水盘等设备或部件进行清洗、消毒或者更换。对风管进行清洗，必要时进行消毒。

消毒时，可使用含有效氯 250 ~ 500mg/L 的含氯消毒剂或 100mg/L 二氧化氯消毒剂进行喷洒、浸泡或擦拭，作用 30 分钟后，用清水擦拭。对需要消毒的金属部件可选择季铵盐类消毒剂。

155. 道路客运站新冠肺炎疫情防控工作应急预案应包括哪些内容？

应包括新冠肺炎疫情防控总体工作原则，需要建立的工作机制，需要落实的工作措施，以及做好疫情防控的工作要求等。

156. 疫情防控期间，道路客运站应建立哪些工作机制？

① 要健全组织领导，车站要成立以站长为组长，主管副站长为副组长，相关部门负责人为组员的新冠肺炎防控工作领导小组

② 要建立 24 小时值班制度

③ 要建立信息报告制度，及时监测、收集乘客和员工健康状况信息，按要求向有关部门"日报告""零报告"

④ 建立巡查制度，巡查乘客和工作人员是否落实疫情防控措施，及时纠正不规范行为

⑤ 建立应急联络机制，乘客和员工如出现发热、干咳、乏力、鼻塞、流涕、咽痛、腹泻等症状，应立即报告主管部门，并及时按规定去定点医院就医，配合医疗机构开展病人救治，配合疾病预防控制机构开展流行病学调查及疫情现场处置

157. 恢复运行后，道路客运站如何对员工进行健康管理？

建立员工健康管理制度，每日对员工健康状况进行监测、登记，身体不适时应及时就医。

158. 如何在道路客运站对乘客进行健康管理？

在汽车客运站增加体温测量设备，对进出站乘客进行体温检测，具备条件的汽车客运站设置应急区域，高于37.3℃的乘客禁止进入车站，安排在应急区域进行暂时隔离，再按照相关要求进行处理。

159. 道路客运站和客运车辆如何加强通风换气？

在自然气温、行驶速度等条件允许的情况下，开窗通风。适当提高进入服务区停车休息的频次，对客车进行通风换气。如使用集中空调，保证空调运行正常，加大新风量，全空气系统关闭回风。

160. 如何加强道路客运站和客运车辆的清洁消毒？

增加车站公用设施和公共区域的清洁消毒频次，卫生间配备洗手液（或肥皂），有条件时配备速干手消毒剂，安装感应式手消毒设施。每次运营前对车厢进行清洁消毒，座椅套等纺织物应保持清洁，定期洗涤和消毒处理。保持客运站和客运车辆环境卫生整洁，及时清运垃圾，对车站公用设施和公共区域做好清洁，定期消毒。

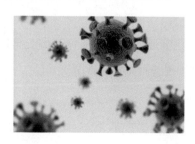

161. 在道路客运站和客运车辆上，如何做好个人健康防护？

- 在客运站和客运车辆上通过广播、视频、海报等开展卫生防护知识宣传
- 工作人员和乘客均应加强个人防护，佩戴口罩，并做好手卫生
- 乘客优先采用网上购票，现场购票排队或乘车时与其他人保持 1 米以上安全距离，避免人群聚集
- 客车上乘客尽量分散就座，隔位就座
- 客运站、三类以上客运班线客车、客运包车宜配备手持体温检测仪、口罩、手套和消毒剂等防疫物资
- 将车厢后两排设置为应急区域，使用简易窗帘（盖布）遮挡，临时隔离出现发热、咳嗽等症状乘客
- 当出现新冠肺炎病例时，应在当地疾病预防控制中心的指导下进行终末消毒

162. 客车上乘客呕吐物如何处理？

客车上备用塑料袋，乘客呕吐时尽量将呕吐物吐入塑料袋，若不慎将呕吐物遗洒在车上，应立即用一次性吸水材料加含有效氯 5000 ~ 10000mg/L 的含氯消毒液（如 84 消毒液）对呕吐物进行覆盖消毒，清除过程中避免接触污染物，清理的污染物按医疗废物集中处置。清除呕吐物后，应对污染的环境物体表面进行消毒，消毒后加强通风。

163. 道路客运部门采取哪些措施减少人员聚集?

合理组织运力,通过售票、包车团组人数限制,控制乘客数量。始发或终点或者途经中、高风险地区的车次尽可能安排乘客隔位、分散就座。在客运站和客运车辆上通过广播、视频、海报等开展卫生防护知识宣传。

164. 如何做好道路客运乘客信息登记和溯源工作?

可通过购票环节申报或扫描二维码申报等方式,采集乘客身份证件类型及编号、联系电话等信息。确保客车上一旦发现疑似病例或确诊病例,能够第一时间找到同乘的其他旅客。

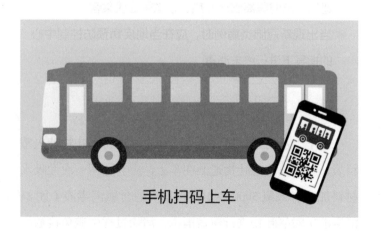

手机扫码上车

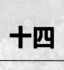

十四

水路客运

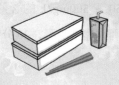

165. 恢复运营前，水路客运站应做好哪些准备工作？

制定应急预案，落实单位主体责任，规范防护与消毒流程，对工作人员进行新冠肺炎防控知识培训，做好口罩、手套和消毒用品等物资储备。对环境进行清洁消毒，设置应急处置区域。

166. 客运码头运营前，如何做好人员和物资保障？

按应急预案配备必要的人员，对人员进行防控知识、防护知识培训，并进行演练。做好客运码头安检、售票、电梯、扶梯、闸口等设备设施和车辆的检修维护；保证运力充足，优先选择安全技术状况良好的轮船投入运营；客运码头配置红外测温仪，客运轮船配备手持体温检测仪；配备口罩、手套、防护衣等个人防护用品，以及手消毒剂和环境消毒剂。

167. 客运码头运营前，如何做好环境清洁消毒？

运营前对客运码头环境进行彻底清洁，必要时对码头内座椅、扶梯扶手、电梯按钮、卫生间、自动售票机、闸口等公用设施和高频接触部位进行预防性消毒。预防性消毒可用含有效氯 250 ~ 500mg/L 的含氯消毒剂或 100mg/L 二氧化氯消毒剂喷洒或擦拭消毒，30 分钟后，用清水擦拭。

168. 恢复运营后，水路客运如何对员工进行健康管理？

建立员工健康管理制度，每日对员工健康状况进行监测、登记，身体不适时应及时就医。

169. 如何在客运码头对乘客进行健康管理？

在客运码头增加体温测量设备，对进出站乘客进行体温检测，具备条件的客运码头设置应急区域，高于 37.3℃ 的乘客禁止进入，安排在应急区域进行暂时隔离，再按照相关要求进行处理。

170. 水路客运如何加强通风换气？

保持排风系统正常运行，船舶行驶过程中，应使用最大通风量；气温适合的，建议船舱开窗通风，保持室内空气流通。

171. 如何加强水路客运清洁消毒？

客运码头增加公用设施和公共区域的清洁消毒频次，卫生间配备洗手液（或肥皂），有条件时配备速干手消毒剂，安装感应式手消毒设施。客运码头和船舶保持环境卫生整洁，及时清运垃圾，对公用设施和公共区域做好清洁，定期消毒。

172. 水路客运如何做好个人健康防护？

乘客优先采用网上购票，现场购票排队或登船时与其他人保持 1 米以上安全距离，避免人群聚集；乘客和工作人员均应加强个人防护，佩戴口罩，并做好手卫生。

173. 客运轮船上乘客呕吐物如何处理？

- 客运轮船上备用塑料袋，乘客呕吐时尽量将呕吐物吐入塑料袋
- 若不慎将呕吐物遗洒在船上，应立即用一次性吸水材料加有效氯 5000 ~ 10000mg/L 的含氯消毒液（如 84 消毒液）对呕吐物进行覆盖消毒
- 清除过程中避免接触污染物，清理的污染物按医疗废物集中处置
- 清除呕吐物后，应对污染的环境物体表面进行消毒，消毒后加强通风

174. 水路客运部门可以采取哪些措施预防新冠肺炎传播？

① 在客运码头和船舶上通过广播、视频、海报等开展卫生防护知识宣传

② 有条件的船舶内部咨询台或服务台配备速干手消毒剂，优化服务流程，简化餐食供应

③ 船舶每次出行载客前应对船舱、驾驶台等物体表面进行清洁消毒

④ 定期对座椅等公用设施清洁消毒，座椅套等纺织物应保持清洁，定期洗涤和消毒处理

⑤ 合理组织运力，通过售票控制乘客数量，始发或终点或者途经中、高风险地区的车次，尽可能安排乘客隔位、分散就座

⑥ 船舶宜配备手持体温检测仪，在适当位置设立应急区域，临时隔离出现发热、咳嗽等可疑症状乘客，当出现新冠肺炎病例时，应在当地疾病预防控制中心的指导下进行终末消毒

175. 如何做好水路客运乘客信息登记和溯源工作？

可通过购票环节申报或扫描二维码申报等方式，采集乘客身份证件类型及编号、联系电话等信息。确保客运轮船上一旦发现疑似病例或确诊病例，能够第一时间找到同乘的其他旅客。

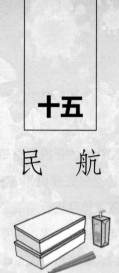

十五

民 航

176. 恢复运营前，机场应做好哪些准备工作？

制定应急预案，落实单位主体责任，规范防护与消毒流程，对工作人员进行新冠肺炎防控知识培训，做好口罩、手套和消毒用品等物资储备。对环境进行清洁消毒，设置应急处置区域。

177. 机场运营前，如何做好环境清洁和消毒？

运营前对机场环境进行清洁，必要时对机场内座椅、扶梯扶手、电梯按钮、卫生间、自助登机牌打印机、闸口等公用设施和高频接触部位进行预防性消毒。预防性消毒可用含有效氯250～500mg/L的含氯消毒剂或100mg/L二氧化氯消毒剂喷洒或擦拭消毒，30分钟后，用清水擦拭。

178. 机场运营前，如何做好集中空调通风系统的清洁消毒？

对集中空调通风系统的开放式冷却塔、过滤网、过滤器、净化器、风口、空气处理机组、表冷器、加热（湿）器、冷凝水盘等设备或部件进行清洗、消毒或者更换。对风管进行清洗，必要时进行消毒。消毒时，可使用含有效氯 250 ~ 500mg/L 的含氯消毒液或 100mg/L 二氧化氯消毒液，进行喷洒、浸泡或擦拭，30 分钟后，用清水擦拭。对需要消毒的金属部件可选择季铵盐类消毒剂。

179. 机场新冠肺炎疫情防控工作应急预案应包括哪些内容？

应包括新冠肺炎疫情防控总体工作原则，需要建立的工作机制，需要落实的工作措施，以及做好疫情防控的工作要求等。

180. 机场在疫情防控期间应建立哪些工作机制？

① 要健全组织领导，机场要成立以主要领导为组长，分管疫情防控工作的领导为副组长，相关部门负责人为组员的新冠肺炎防控工作领导小组

② 要建立 24 小时值班制度

③ 要建立信息报告制度，及时监测、收集乘客和员工健康状况信息，按要求向有关部门"日报告""零报告"

④ 建立巡查制度，巡查乘客和工作人员是否落实疫情防控措施，及时纠正不规范行为

⑤ 建立应急联络机制，乘客和员工如出现发热、干咳、乏力、鼻塞、流涕、咽痛、腹泻等症状，应立即报告主管部门，并及时按规定去定点医院就医，配合医疗机构开展病人救治，配合疾病预防控制机构开展流行病学调查及疫情现场处置

181. 如何按风险类别实施运输航空航班防疫分类管理？

根据航班（含国际、国内）始发地疫情形势、航空器是否安装高效过滤装置及航班客座率、飞行时间和航班任务性质等指标综合判断，将运输航空航班防疫分为高风险、中风险和低风险三级；根据机场运行的航班情况，将机场疫情防控等级分为高风险和低风险。

依据不同风险分级实施差异化防控，并根据疫情发展动态实时调整风险分级。

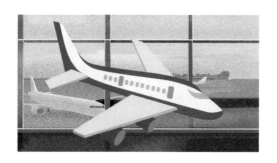

182. 如何加强机场通风？

结合航站楼结构、布局和当地气候条件，采取切实可行的措施加强空气流通。气温适合的，开门开窗；采用全空气空调系统的，需全新风运行，保持空气清洁。

183. 如何加强航空器通风？

航空器飞行过程中，在保障安全的前提下，使用最大通风量；地面运行期间，可不使用桥载系统，使用飞机辅助动力系统进行通风。

184. 如何加强机场公共区域清洁消毒？

- 低风险机场根据需要进行清洁和预防性消毒
- 高风险机场每日进行清洁和预防性消毒，旅客聚集重点区域适当增加消毒频次
- 机场如发现疑似病例、确诊病例或可疑旅客，需由专业人员进行终末消毒
- 机场加强垃圾的分类管理和口罩使用后的回收工作，及时收集并清运

185. 如何加强航空器清洁消毒？

选择适航的消毒产品，做好航空器清洁消毒。日常清洁区域、预防性消毒频次等依据航班风险等级、航空器运行情况等确定。当航空器搭载可疑旅客后，应做好随时消毒、终末消毒等。

186. 飞机上乘客呕吐物如何处理?

飞机上备用塑料袋,乘客呕吐时尽量将呕吐物吐入塑料袋,若不慎将呕吐物遗洒在飞机上,应立即用一次性吸水材料加含有效氯5000 ~ 10000mg/L 的含氯消毒液(如84消毒液)对呕吐物进行覆盖消毒,清除过程中避免接触污染物,清理的污染物按医疗废物集中处置。清除呕吐物后,应对污染的环境物体表面进行消毒,消毒后加强通风。

187. 如何优化机上服务?

按照不同航班风险等级,根据疫情防控需要,开展机上体温检测,优化或简化机上服务,安排旅客正常、分散、隔座就座,设置机上隔离区,明确可疑旅客应急处置流程。

188. 如何做好候机旅客健康管理?

在候机楼配备经过校准的非接触式体温检测设备,为旅客提供必要的手部清洁消毒产品。对所有进出港旅客进行体温检测。设置候机楼隔离区,配合当地卫生部门做好发热旅客的交接工作。

189. 防止境外输入可采取哪些措施?

机场为来自疫情严重国家或地区的航班设置专门停靠区域,尽可能远机位停靠。对于来自疫情严重国家或地区的旅客，通过设置隔离候机区域、简化登机手续、采用无接触式乘机、设置专门通道、全程专人陪同等措施，严防机场内的交叉传染。

190. 如何加强对民航一线从业人员的健康管理？

每日开展体温检测，身体不适时及时就医。指导机组人员、机场安检人员、机场医护人员、维修人员、清洁人员，根据航班和机场风险分级，采取不同的防护措施，加强个人防护。

191. 如何做好民航乘客信息登记和溯源工作？

可通过购票环节申报或扫描二维码申报等方式，采集乘客身份证件类型及号码、联系电话等信息。确保飞机上一旦发现疑似病例或确诊病例，能够第一时间找到同乘的其他旅客。

十六

城市公共汽、电车

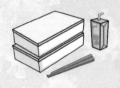

192. 公共汽、电车复工前，如何做好准备工作？

① 制定工作预案，细化工作流程，落实单位主体责任

② 做好运力保障，对公共汽电车进行维护维修，确保运力充足，优先选择安全技术状况良好的车辆投入运营

③ 加强清洁消毒，对公交站场环境、公共汽、电车等进行清洁消毒

④ 开展人员培训，对一线工作人员开展疫情防控措施培训，提升疫情防控和应急处置能力

⑤ 储备防控物资，采购口罩、手套、防护服等个人防护物品，手和环境消毒剂，手持体温检测仪等

⑥ 建立乘客信息登记平台，通过扫描二维码实名申报方式，采集乘客身份证件类型及号码、联系电话等信息

193. 乘客在乘坐城市公共汽、电车时如何做好个人防护？

乘客在公共汽、电车站台、候车亭排队上车前，与他人保持 1 米以上距离，有序上车。上车后，配合工作人员进行测温。

- 乘客需佩戴口罩
- 乘车时尽量少触碰座位、车门、扶手等部位，触碰后不要用手再摸口、眼、鼻等部位，减少车内移动
- 有条件的情况下，可佩戴一次性手套
- 车厢内空间允许时，尽量避开他人，分散、隔位而坐，保持距离
- 尽量避免近距离面对面交谈和在车厢内吃东西
- 乘客打喷嚏时用纸巾遮住口鼻，或用肘臂遮挡

194. 如何做好城市公共汽、电车工作人员个人防护？

建立员工健康监测制度，司机、站台工作人员每日早、中、晚至少各测温一次并进行登记。加强个人防护，司机、站台工作人员佩戴口罩，并做好手卫生，身体不适时应及时就医。

195. 城市公共汽、电车运营中，如何做好通风？

公共汽、电车运输乘客过程中，在自然气温、行驶速度等条件允许的情况下，尽量关闭空调系统，采用自然通

风，让车内空气保持流通。若使用空调系统，需及时更换空调滤芯，对空调管路、出风口增加清洗消毒频次。

196. 如何做好运营中的城市公共汽、电车清洁消毒？

- 车辆保持环境卫生整洁，及时清运垃圾，对座位、扶手等做好清洁，定期消毒
- 车辆每次出行载客前，应对车辆内部物体表面（如车身内壁、方向盘、车内扶手、座椅等）进行清洁消毒

消毒可采用含有效氯 250 ~ 500mg/L 的含氯消毒剂进行喷洒或擦拭，也可采用有效的消毒湿巾进行擦拭。当出现新冠肺炎病例时，在当地疾病预防控制中心的指导下，进行终末消毒。

车辆宜配备消毒剂，当城市公共汽、电车上出现人员呕吐时，应立即采用消毒剂（如含氯消毒剂）或消毒干巾对呕吐物进行覆盖消毒，清除呕吐物后，再使用消毒剂进行物体表面消毒处理。

197. 如何优化服务流程，减少乘客聚集？

根据市民出行需求与线路客流量监测的变化，分时段合理组织运力，减少站台等候排队时间，降低车厢拥挤度，避免人群聚集。优先安排乘客采用刷公交卡或扫码等无接触方式支付。

198. 如何进行乘客信息采集与溯源工作?

可通过上车扫描二维码等方式,采集姓名、联系电话等乘客身份信息。确保一旦发现疑似病例或确诊病例,能够第一时间找到同乘的其他乘客。对老人儿童等特殊人群,由公交站台工作人员协助采集身份信息。

199. 在城市汽、电车上,如何对乘客开展卫生防护知识宣传?

在公共汽、电车车厢内可通过广播、视频、海报的方式,在站台候车亭可通过张贴公益海报、开启站台小喇叭方式,对乘客开展健康防护知识宣传。

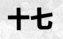

十七

城市轨道交通

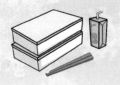

200. 复工运营前，城市轨道交通应如何做好人员和物资保障？

一是落实主体责任。负责城市轨道交通运营管理的集团公司负责人是疫情防控第一责任人，负责组织下属各公司、各部门编制行车组织方案、车站客流组织方案，制定复工运营的防控方案、制定应急预案，明确相关人员工作职责，做好员工信息采集工作。

二是开展复工前人员培训。对负责体温检测、消毒液配制、防控知识宣教、应急隔离区管理的人员开展专业知识培训。

三是配备防控物资。指定专门部门提前采购足够的口罩、消毒剂、洗手液、速干手消毒剂、体温计等防控物资，配发到列车及各车站。

201. 复工运营前，如何做好城市轨道交通车站环境清洁消毒？

恢复运营前对车站环境进行全面清洁通风，清理场所内积存的杂物垃圾，做到卫生无死角，必要时进行预防性消毒。车站位于地面以上、采用自然通风的，对通风口进行清洁。车站位于地下、采用集中空调系统通风的，对空调系统进行全面清洗，必要时进行消毒。

202. 城市轨道交通站运营前，如何做好集中空调通风系统的清洁消毒？

对集中空调通风系统的开放式冷却塔、过滤网、过滤器、净化器、风口、空气处理机组、表冷器、加热（湿）器、冷凝水盘等设备或部件进行清洗、消毒或者更换。对风管进行清洗，必要时进行消毒。消毒时，可使用含有效氯 250 ～ 500mg/L 的含氯消毒剂或 100mg/L 二氧化氯消毒剂，进行喷洒、浸泡或擦拭，30 分钟后，用清水擦拭。对需要消毒的金属部件可选择季铵盐类消毒剂。

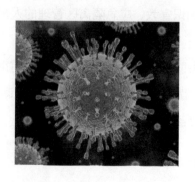

203. 城市轨道交通复工运营中应如何做好客流的控制与引导？

- 根据市民对轨道交通出行需求，科学编制行车组织方案、车站客流组织方案

- 根据疫情防控的需要，对车站出入口的开放或临时关闭做出合理安排，减少出入口的数量

- 运营部门对列车车厢乘客数量、车站候车乘客数量进行实时监测，对各时段车厢拥挤程度进行统计，并通过车站内 LED 屏对乘客及车站工作人员进行提示。高峰时段车站应增派人手支援出入口

- 列车车厢拥挤、车站站台排队人数较多时，可启动分时段限流措施。城市轨道交通满载率宜控制在 50% 以内，尽量安排乘客隔位而坐，保持 1 米以上社交安全距离

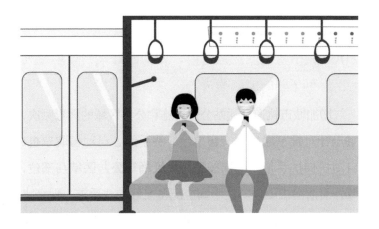

204. 市民乘坐城市轨道交通时应遵守哪些防控规定?

一是佩戴口罩。乘客出入站、候车、乘车、换乘时全程按规定佩戴口罩。二是扫码实名乘车。乘客可在车站扶梯两侧、测温处用手机支付宝或微信扫描乘车码,进行实名登记。对于老人儿童无智能手机者,由车站工作人员代替录入信息,并登记。三是测量体温。乘客从测温门通过并自动测温,高于37.3℃的乘客应在应急区域进行暂时隔离,并尽快就医做进一步排查。

205. 如何保持城市轨道交通站点、列车的空气流通?

具备自然通风条件的地面轻轨站,以自然通风为主,公共卫生间通风可辅以机械通风。地铁站等位于地面以下的站点自然通风条件不良,在启用空调通风系统时,需关闭回风系统,以最大新风量运行。列车车厢加大新风量,增加换风次数。加强设备巡检,保证站台和列车车厢通风系统正常运行。

206. 城市轨道交通运营时,如何做好站台环境及列车车厢的清洁消毒?

增加城市轨道交通站公用设施和公共区域的消毒频次,重点针对候车厅站台、售票厅、洗手间、自动售取票机、自动扶梯扶手带、电梯按钮、垃圾桶等公共区域与部位,做好清洁消毒工作。洗手间应配备足够的洗手液,保证水龙头、大小便便器等设施正常工作。站厅卫生间等公用设施配备速干手消毒剂，有条件时可安装感应式手消毒设施。

保持车辆环境卫生整洁，及时清运垃圾，列车每次出行载客前应对车厢进行清洁消毒，消毒重点部位为座椅、扶手、地面。

当出现新冠肺炎病例时，应在当地疾病预防控制中心的指导下进行终末消毒。

207. 轨道交通车厢内出现呕吐物时，该如何处理？

轨道交通车厢内出现呕吐物时，立即用一次性吸水材料加足量消毒剂（如含氯消毒剂）或消毒干巾对呕吐物进行覆盖，清除呕吐物后，再对呕吐物污染过的地面、车壁等进行消毒处理。

208. 如何做好城市轨道交通工作人员的个人防护？

建立员工健康监测制度，站务、司机、安检人员、测温等工作人员每日上岗前、下班前，各测量 1 次体温并进行登记。佩戴口罩上岗，作业时戴手套，并做好手卫生。身体不适时应及时就医。

209. 乘客在乘坐城市轨道交通时如何做好个人防护？

佩戴口罩，在站台上与他人保持 1 米及以上的距离，有序上车。乘车时尽量少触碰座位、车门、扶手等部位，触碰后不要用手再摸口、眼、鼻等部位。有条件的情况下，可佩戴一次性手套。尽量避免近距离面对面交谈和在车厢内吃东西。打喷嚏时，用纸巾遮住口鼻，或用肘臂遮挡。

210. 如何优化服务流程，减少乘客聚集？

根据市民出行需求与客流量监测的变化，分时段合理组织运力，减少站台等候排队时间，降低车厢拥挤度。优先安排乘客采用刷公交卡或扫码等无接触方式支付。

211. 如何设置应急隔离区域？

在轻轨地铁站测温安检入口旁相对独立区域设置应急隔离区，用以临时隔离有发热、咳嗽等症状的可疑乘客。隔离区内应设置桌椅、消毒剂、消毒湿巾、电子测温枪、玻璃水银温度计、供工作人员穿戴的防护服、护目镜、防护面屏等防疫物资。应急隔离区内宜张贴预先制作的发热乘客应急报告处置流程，并注明各级应急联系人、联系电话。

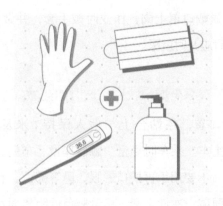

212. 如何进行乘客信息登记与溯源工作?

可通过上车扫描二维码等方式,采集姓名、联系电话等乘客身份信息。确保一旦发现疑似病例或确诊病例,能够第一时间找到同乘的其他乘客。对于老人儿童等特殊人群,由公交站台工作人员协助采集身份信息。

213. 如何在城市轨道交通站点及列车上开展卫生防护知识宣传?

在城市轨道交通站厅和列车车厢内通过广播、视频、海报等方式,对乘客开展卫生防护知识宣传。

十八

出租汽车

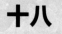
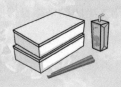

214. 出租汽车运营前，需做哪些防护物资准备？

车辆运营前配备口罩、手套和消毒剂等防护物资；每日运营前对车辆内部进行清洁消毒。

215. 出租汽车运营过程中，个人需做哪些健康防护？

出租汽车载客期间，乘客和司机佩戴口罩，注意个人卫生习惯，及时进行手卫生，打喷嚏时用纸巾遮住口鼻或采用肘臂遮挡；在自然气温、行驶速度等条件允许的情况下，勤开窗通风。

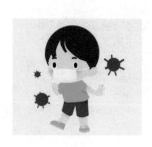

216. 如何做好出租汽车的清洁消毒?

运营过程中保持车辆卫生整洁,及时清理垃圾;增加方向盘、车门把手等部位的清洗消毒频次,座椅套等纺织物应保持清洁,定期洗涤和消毒处理;司乘人员进入公共场所返回车辆后,及时用手消毒剂进行手消毒。

217. 当有发热、咳嗽等可疑症状者搭乘时,如何做好个人防护?

同车所有人员须佩戴口罩。搭乘后,车辆开窗通风,并对可疑症状者接触过的物品表面(如车门把手、方向盘和座椅等)进行彻底消毒。

218. 当有疑似病人搭乘时,如何做好个人防护?

同车所有人员须佩戴口罩。搭乘后,应及时做好车体表面(座椅、方向盘、车窗、车把手等)和空调系统的消毒。

219. 出现呕吐物时,该如何处理?

出现呕吐物时,立即用一次性吸水材料加足量消毒剂(如含氯消毒剂)或消毒干巾对呕吐物进行覆盖,清除呕吐物后,再对呕吐物污染过的地面、车壁等进行消毒处理。

220. 如何在出租汽车上开展防护知识宣传?

通过车载广播、前排汽车座椅背面张贴宣传海报或提示性标语等方式,开展卫生防护知识宣传。

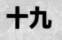

十九

私家车

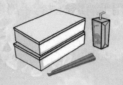

221. 私家车出行前，需做哪些防护物资准备？

在车辆出行前宜配备口罩、手套和手消毒剂等防护物资。

222. 私家车出行时，个人需做哪些健康防护？

保持车辆卫生整洁，运行期间做好通风换气。加强个人防护，注意个人卫生习惯，打喷嚏时用纸巾遮住口鼻或采用肘臂遮挡等。司乘人员进入公共场所返回车辆后，及时用手消毒剂进行手消毒。

223. 当有发热、咳嗽等可疑症状者搭乘时，如何做好个人防护？

同车所有人员须佩戴口罩。搭乘后，车辆开窗通风，并对可疑症状者接触过的物品表面（车门把手、方向盘、座椅等）进行彻底消毒。

224. 当有疑似病人搭乘时，如何做好个人防护?

同车所有人员佩戴口罩。搭乘后，应及时做好私家车物体表面（座椅、方向盘，车窗、车把手等）和空调系统的消毒。

225. 出现呕吐物时，该如何处理?

出现呕吐物时，立即用一次性吸水材料加足量消毒剂（如含氯消毒剂）或消毒干巾对呕吐物进行覆盖，清除呕吐物后，再对呕吐物污染过的地面、车壁等进行消毒处理。

二十

回国人员转运车辆

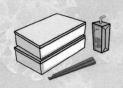

226. 如何对转运车辆进行清洁消毒?

应保持转运车辆整洁卫生,在每次转运前后要对车辆内部物体表面(车身内壁、司机方向盘、车内扶手、座椅等)进行消毒。若转运车辆转运了确诊患者、疑似患者、发热留观人员、疑似及确诊患者的密切接触者等,在完成转运工作后,应对转运车辆进行终末消毒。

227. 乘客如何进行健康防护?

乘客佩戴口罩,排队时与其他人保持 1 米以上距离,尽量避免人群聚集。

228. 转运过程中,若出现人员呕吐,如何处理呕吐物?

立即用一次性吸水材料加足量消毒剂(如含氯消毒剂)或消毒干巾对呕吐物进行覆盖,清除呕吐物后,再对呕吐物污染过的地面、车壁等进行消毒处理。

229. 转运工作服务人员如何进行健康防护？

转运工作服务人员需加强个人防护，转运过程中穿戴一次性工作帽、医用外科口罩或 KN95/N95 级别及以上的防护口罩、工作服、手套等。

230. 若入境人员为确诊患者、疑似患者、发热留观人员、疑似及确诊患者的密切接触者时，工作人员应如何健康防护？

建议工作人员穿戴工作服、一次性工作帽、一次性手套、防护服、医用防护口罩、防护面屏、护目镜、工作鞋或胶靴、防水靴套等。

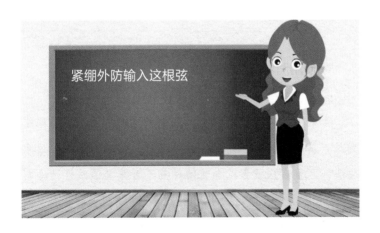

附录1 常用消毒剂类型、使用注意事项，以及 250mg/L 含氯消毒液的配制方法

● 常用消毒剂类型

包括含氯消毒剂、二氧化氯、过氧乙酸、季铵盐类消毒剂、含碘消毒剂、醇类消毒剂、酚类消毒剂等。

不同的消毒剂有不同的适用范围。如，(1)含氯消毒剂主要适用于物体表面、织物等污染物品以及水、果蔬和餐（饮）具等的消毒；(2)二氧化氯消毒剂主要适用于水（饮用水、医院污水）、物体表面、食饮具、食品加工工具和设备、瓜果蔬菜、医疗器械（含内镜）和空气的消毒处理；(3)醇类消毒剂主要用于手和皮肤消毒，也可用于较小物体表面的擦拭消毒。

● 使用消毒剂注意事项

1. 含氯消毒剂

含氯消毒剂要现用现配。在配置及使用时，要佩戴手套及口罩等个人防护用品。如不慎溅入眼睛，应立即用水冲洗，严重者应就医。含氯消毒剂不可与其他酸性清洁剂（如洁厕液）混合使用，不可直接对人体喷洒消毒。含氯消毒剂对金属有腐蚀作用，对织物有漂白、褪色作用，金属和有色织物慎用。含氯消毒剂不得口服，置于儿童不易触及处。

2. 二氧化氯消毒剂

二氧化氯消毒剂为外用消毒剂，不得口服，置于儿童不易触及处。不宜与其他消毒剂、碱或有机物混用。本品有漂白作用，对金属有腐蚀性。使用时应戴手套，避免高浓度消毒剂接触皮肤和吸入呼吸道，如不慎溅入眼睛，应立即用水冲洗，严重者应就医。

3. 过氧乙酸消毒剂

过氧乙酸消毒剂有腐蚀性，对眼睛、黏膜和皮肤有刺激性，有灼伤危险，若不慎接触，应用大量水冲洗并及时就医。在实施消毒作业时，应佩戴个人防护用具。如出现容器破裂或渗漏现象，应用大量水冲洗，或用沙子、惰性吸收剂吸收残液，并采取相应的安全防护措施。易燃易爆，遇明火、高热会引起燃烧爆炸，与还原剂接触，遇金属粉末有燃烧爆炸危险。

4. 季铵盐类消毒剂

季铵盐类消毒剂为外用消毒剂，不得口服。置于儿童不易触及处。避免接触有机物和拮抗物。不能与肥皂或其他阴离子洗涤剂同用，也不能与碘或过氧化物（如高锰酸钾、过氧化氢、磺胺粉等）同用。

5. 含碘消毒剂

含碘消毒剂为外用消毒液，禁止口服。置于儿童不易触及处。对碘过敏者慎用。密封、避光，置于阴凉通风处保存。

6. 酚类消毒剂

苯酚、甲酚对人体有毒性，在对环境和物体表面进行消毒处理时，应做好个人防护，如有高浓度溶液接触到皮肤，可用乙醇擦去或大量清水冲洗。消毒结束后，应对所处理的物体表面、织物等对象用清水进行擦拭或洗涤，去除残留的消毒剂。不能用于细菌芽孢污染物品的消毒，不能用于医疗器械的高中水平消毒，苯酚、甲酚为主要杀菌成分的消毒剂，不适用于皮肤、黏膜消毒。

● 250mg/L 含氯消毒液的配制方法

日常生活中，84 消毒液为最常用的消毒剂，其原液一般含 5% 有效氯，需配制为 250mg/L 的浓度后使用。

配制方法：取 5ml（500ml 包装的矿泉水一瓶盖约为 5ml）84 消毒剂原液加入到 1000ml（2 瓶矿泉水量）的自来水中，相当于 1∶200 的比例，均匀搅拌后即可形成有效氯含量为 250mg/L 的消毒液。

需要注意的是，消毒液一般现用现配，在空气流通的环境下进行稀释配制，配制时要戴口罩和手套，做好个人防护。

六步洗手法为正确的洗手方式

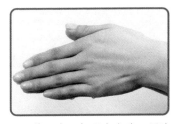

第一步，打开水龙头，用流水湿润双手，涂抹洗手液（或肥皂），掌心相对，手指并拢相互揉搓，搓出泡沫

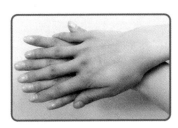

第二步，手心对手背沿指缝相互揉搓，双手交换进行

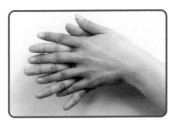

第三步，掌心相对，双手交叉沿指缝相互揉搓

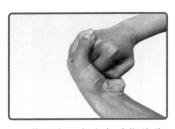

第四步，弯曲各手指关节，半握拳把指背放在另一掌心旋转揉搓，双手交换进行

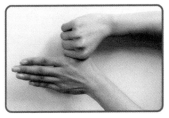

第五步，一手握另一手大拇指旋转揉搓，双手交换进行

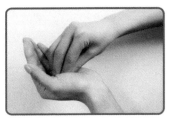

第六步，把指尖合拢在另一手掌心旋转揉搓，双手交换进行